汉竹编著●亲亲乐读系列

睡前捏一捏
宝宝不生病

廖品东　熊茜　主编

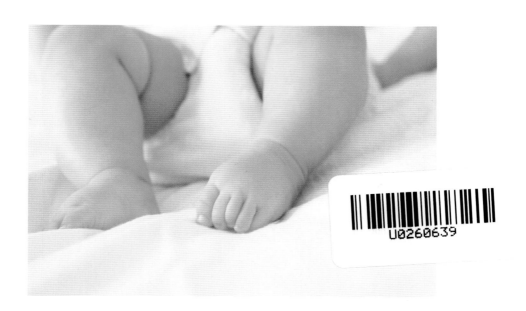

江苏凤凰科学技术出版社
·南京·

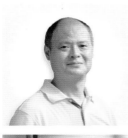
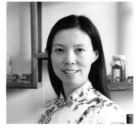

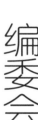编委会

主 编

廖品东：成都中医药大学教授，硕士生导师，四川省针灸学会推拿专业委员会主任委员，中国针灸学会推拿专业委员会委员，卫生部"十二五"规划教材、全国高等中医药院校教材《小儿推拿学》主编。

熊　茜：四川省针灸学会推拿专业委员会委员兼秘书，成都中医药大学针灸推拿学院培训部小儿推拿中心负责人，廖品东小儿推拿手法传人。

副主编

李应志：云南中医学院推拿临床教研室主任，讲师，主治医师。

李　雪：湖南医药学院讲师，主治医师。

谢　蕊：成都市郫县中医医院主治医师。

李　敏：雅安职业技术学院护理系讲师。

姜丽芳：南京医科大学第二附属医院副主任医师。

编 委

李　珂、朱霜菊、祝斌野、王昊晟、郑艳华、李维靖、蒲　娟、周　慧、张　旭、陈安静、文宇恒、李　娜、徐玲琳、庞韩星、李文翰、陈　昊、王浩霖、赵婧伊、张静玉、许　佳、应　坚、黄文建、李姬淑、任　红、宋庆兰、阳雪娇、王佳琪、程　君、赵小丽、王　萍、向小琴、屈艳莉

作者图片拍摄：朱雅妮、黄剑

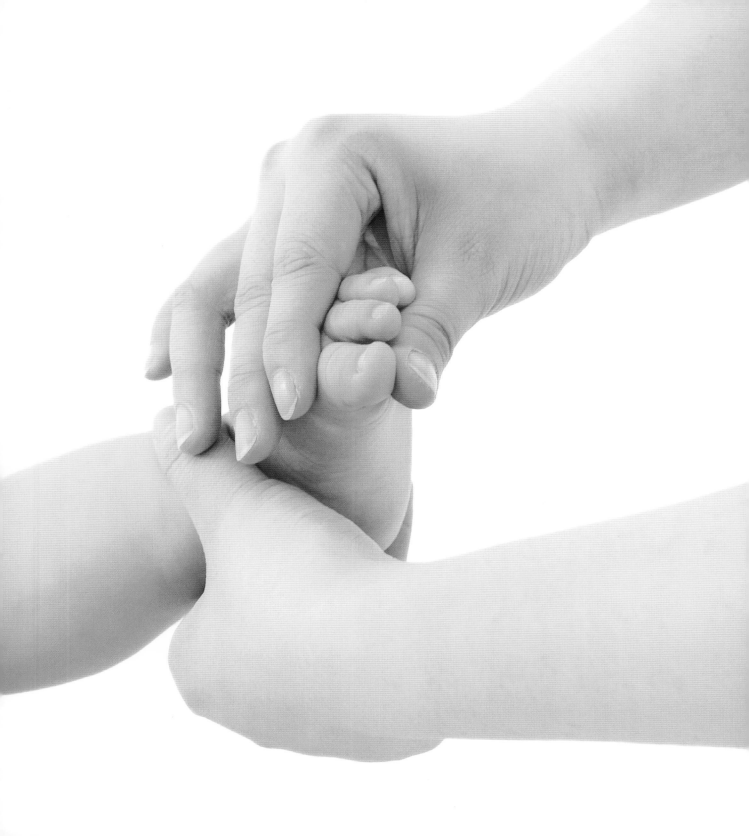

推荐序

身为中医儿科大夫，我自然要随时随地关注儿科各个领域的新动向和新进展。

最近几年，廖品东教授以及他的小儿推拿团队，和远志堂小儿推拿品牌频繁见诸于电视、会议、书籍和学术刊物。

同为从事儿科工作者，我们虽处于不同的领域，但我对廖品东教授的名字久有耳闻。同时对这位小儿推拿领域中具有代表性的知名专家之一，我也时常关注他的一些文章与临床病案。我知道他在给孩子治疗过程中通常不用西药，也不用我们惯常开出的中药，仅凭双手对孩子进行推拿也能治疗一些诸如感冒、咳嗽、发热、腹泻、便秘、厌食、积滞、惊风、遗尿、鹅口疮、鼻炎、近视、咽喉疼痛和夜啼等儿科病症。

其实，中医儿科从一开始就强调内治法与外治法。在最早的中医文献《五十二病方》中除了记载中药外，还有刮痧和推拿。民间的捏脊术和掐人中急救等方法从晋代创立至今已近两千年。综观明清时期的中医儿科著作，有一半都是既有内服方药，又有外治推拿，可见内治和外治从不分家，各有特色，它们都是治疗儿科疾病的重要方法。我们在临床也体会到，以小儿推拿为代表的中医外治法对儿科疾病常有奇效！清代学者吴师机在《理瀹骈文》中说："凡病多从外入。故医有外治法。经文内取、外取并列，未尝教人专用内治也。若云外治不可恃，是圣言不足信矣。"他还总结说："外治之理即内治之理。外治之药亦即内治之药，所异者法耳。医理药性无二，而法则神奇变幻。上可以发泄造化五行之奥蕴，下亦扶危救急层见叠出而不穷。且治在外则无禁制，无窒碍，无牵掣，无黏滞。世有博通之医，当于此见其才。"

由于小儿推拿仅用医者之手在小儿特定穴位与部位上进行轻柔抚触。因此，它纯粹是绿色自然疗法。虽然传统上有《推拿代药赋》，但那是代药物治病，而不会派生出药物的副作用来。今天，当常山、槟榔、川楝子、皂荚、木通、泽泻、苍耳、马兜玲等中药的副作用被广泛关注，当我们开处方时不得不考虑中药用药安全性时，我才体会到廖教授当初的选择和良苦用心。我们应该给他和小儿推拿点一个赞！

廖教授长期从事小儿推拿临床和教学工作。他和他的团队一直致力于推广和普及这一能够造福于百姓和孩子们的事业。这是一本适合家长们在家学习和掌握的小儿推拿著作。翻完这本书，我的激动和喜悦之情溢于言表。这本书解决了家长不会推拿、不敢推拿的问题；减少了对抗生素和药物的依赖，在家里就能解决孩子一些常见小毛病的问题。这里面所罗列的病症，都是平时家长常常遇到的。这本书的出版有助于家长自己变成家庭保健师。思及这本书能有效地促进孩子们的健康成长，有效地将小儿推拿学普及到千家万户，故欣然作序，愿把这本书送给千千万万的爸爸和妈妈们，愿这本书能为孩子的健康保驾护航！

世界中医学学会联合会儿科专业委员会会长

中医儿科国家教学名师

全国名老中医

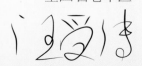

2015.6.1

自序

由于推拿是通过双手而不是药物去调理身体和治疗疾病，很方便，很有效，且没有副作用。因此，以按一按、摩一摩、推一推、拿一拿为特征的双手的操作和艺术几乎伴随着人类的诞生而产生，成为了从古到今人类最为重要的防治疾病的手段之一。

孩子有孩子的特点。孩子不舒服了，变得娇气、爱哭，特别害怕打针和吃药，特别离不开妈妈的怀抱！他们常常在妈妈的抚抱中熟睡，在妈妈的抚揉中变得镇静和坚强。更重要的是在这种看似简单的睡前摸一摸、揉一揉中，孩子的身心和智力竟然在无声无息中加速成长！

我们祖先早就注意到了这些情况，并在明清时期加以总结，使其得到定向研究和发展，并形成了颇具东方特色的文化———小儿推拿学。

东方的小儿推拿学太深奥了！有阴阳，有五行，有八卦，有脏腑经络理论，有天人合一，有四诊八纲，还有令妈妈们十分头痛的辨证施治原则。

不少妈妈就因为这些而感叹，而迷惘！

妈妈们在思考，我们也在思考。

如何让高深的理论变得浅显，如何让没有医学背景知识的妈妈们尽快走进小儿推拿，尽快能进入角色？

为此，我们根据小儿的发育特点，根据小儿疾病的规律，根据古代有益的文献，总结出了一套适合于妈妈们在家里运用的简单的小儿推拿方法。

二十多年前，当我将小儿推拿选定为自己事业时，还没有多少人知道小儿推拿。妈妈们在孩子生病时，首先想到的是打针、输液和吃药。我至今记得当初我劝孩子做推拿时，妈妈们眼中的疑虑。我忘不了创业之初的艰辛，但我一直坚守自己的信念，无悔自己的选择，从未停止过研究、传播和运用小儿推拿。如果这本书能够给更多的家庭带去温馨，能够给小儿推拿事业添砖加瓦，能够给更多孩子带去健康就是我们最大的快乐！

感谢中国儿科名家汪受传教授。他给予本书很高的评价。他的"内治外治各有特色"以及"以小儿推拿为代表的外治法对儿科疾病常有奇效"的观点更昭示出小儿推拿光明的未来！

感谢熊茜女士。作为本书的另一位主编，以及廖氏手法的传人，她将自己对孩子们的热爱全部倾注在小儿推拿事业中。本书这些独具特色的小儿推拿手法能在四川，甚至全国被广大家长所了解与接受，离不开她近十年的努力。她和我共同阅读明清小儿推拿原文，一起探讨手法的创新，风雨同舟一起走过了小儿推拿发展过程中最为艰难的道路！同时也为了本书尽心尽力，从思路、编写、总结案例、修改文稿到拍摄等，她做了大量工作。

感谢参与编写的我的研究生们。他们虽然毕业于不同的年代，在不同的地方工作和学习，但都坚守临床，坚守小儿推拿。他们也将自己的心得体会，以及对妈妈、对社会的爱融入了这样一本书中。

感谢参与编写的重庆、福建、安徽、四川、新疆、上海等地的小儿推拿机构的同事们。他们向妈妈们传递着难能可贵的、来自于实践中的小儿推拿的宝贵经验和智慧，传递着福音。

最后，特别感谢江苏凤凰科学技术出版社的徐珊珊女士。虽然，她刚从学校研究生毕业，看起来还是一个孩子，但她已然看到孩子是希望，是光明的未来，已然看到小儿推拿将带给孩子们更多的绿色健康。感谢她主动联系我们并精心策划了这样一本奉献给妈妈们的书。

这是一部数十年临床经验总结出来的书！是一部用爱倾诉的书！

我们爱祖国的花朵——孩子们，我们爱我们的事业——小儿推拿！

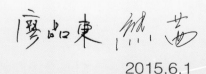

2015.6.1

你家孩子什么体质？

很大程度上，孩子体质多从母体带来，传统中医将体质分为五行。孩子常见体质主要有缺金（肺弱）体质、缺土（脾弱）体质、缺水（肾弱）体质、火旺（心火旺）体质，以及木旺（肝火旺）体质。爸爸妈妈们常以取名来弥补孩子的五行不足，相比之下，小儿推拿可以真正通过后天调理而改变孩子五行体质。

缺金（肺弱）体质

1. 面色白，易出汗，皮肤不温或干燥。　　　　　　　　　　　○是 ○否
2. 说话声音低怯，气息微弱，（夜晚）呼吸的时候喉间嗞嗞声响。　○是 ○否
3. 平时鼻孔干燥，天气冷的时候清涕比较多。　　　　　　　　○是 ○否
4. 不爱讲话，人多场合会怯场。　　　　　　　　　　　　　　○是 ○否
5. 一旦天气变化，容易引发感冒、过敏和皮肤病等。　　　　　○是 ○否

分析结果：如果选项多为"是"，就属于缺金体质，即肺弱。这时可通过补肺经、吃梨等方法加以调节。（详见28页）

缺土（脾弱）体质

1. 身体消瘦、面色萎黄、四肢无力、容易疲惫。　　　　　　　○是 ○否
2. 不爱吃饭，对食谱变化难以适应。口水多、大便稀溏不成形。○是 ○否
3. 唇色、指甲、舌质颜色淡，容易有地图舌，指纹板滞。　　　○是 ○否
4. 遇事不主动，不喜欢运动。　　　　　　　　　　　　　　　○是 ○否
5. 容易发生肠胃、消化方面的疾病，如腹泻、呃逆、消化不良等。○是 ○否

分析结果：如果选项多为"是"，就属于缺土体质，即脾弱。这时可通过补脾经、吃苹果等方法加以调节。（详见29页）

缺水（肾弱）体质

1. 孩子学会说话、走路均比同龄孩子晚，四肢的成长及饭量均比同龄孩子差。○是 ○否
2. 比起正常孩子，智力水平和反应力都较差，注意力也相对不集中。　○是 ○否
3. 面色灰黑，眶周黑，舌胖嫩，指纹色淡或黯。　　　　　　　　　　○是 ○否
4. 心理和智力发育不完全，有口吃、记忆力差等表现。　　　　　　　○是 ○否

5.平时容易出现毛发稀疏、龋齿、牙齿松动等情况。　　　　　　　　　　　　　　○是 ○否

分析结果：如果选项多为"是"，就属于缺水体质，即肾弱。这时可通过补肾经、吃芒果等方法加以调节。（详见30页）

火旺（心火旺）体质

1.平时活泼好动、话多、颜面潮红。　　　　　　　　　　　　　　　　　　　　○是 ○否
2.咽喉干燥不爽、常口渴、小便短少而黄。　　　　　　　　　　　　　　　　　○是 ○否
3.时有吐舌弄舌，多汗，舌质红而干，指纹红或紫。　　　　　　　　　　　　　○是 ○否
4.喜欢浮夸，听不得别人意见，一切以自我为中心。　　　　　　　　　　　　　○是 ○否
5.易于激动、狂躁，易患口腔溃疡、口舌生疮等。　　　　　　　　　　　　　　○是 ○否

分析结果：如果选项多为"是"，就属于火旺体质，即心火旺。这时可通过清心经、喝绿豆汤等方法加以调整。（详见31页）

木旺（肝火旺）体质

1.眨眼频繁、眼屎多，易抽筋。　　　　　　　　　　　　　　　　　　　　　　○是 ○否
2.头屑多、头发油腻，听力下降，大便色青。　　　　　　　　　　　　　　　　○是 ○否
3.面红目赤，口唇青紫，时时口苦，舌质、指纹青紫。　　　　　　　　　　　　○是 ○否
4.脾气暴躁，任性冲动，易产生恐惧和焦虑。　　　　　　　　　　　　　　　　○是 ○否
5.平时容易出现惊风、抽搐、斜视等情况。　　　　　　　　　　　　　　　　　○是 ○否

分析结果：如果选项多为"是"，就属于木旺体质，即肝火旺。这时可通过清肺平肝、吃藕等方法加以调节。（详见32页）

标准体质

1.孩子身体壮实，面色红润，头发有光泽，嗅觉与听觉灵敏。　　　　　　　　　○是 ○否
2.精力充沛，食量正常，身高体重等与年龄相符。　　　　　　　　　　　　　　○是 ○否
3.唇色红活，舌质红、舌上薄薄一层白苔，指纹亦红活。　　　　　　　　　　　○是 ○否
4.性格活泼开朗、乐于与人相处，反应敏捷，对外界环境适应力较强。　　　　　○是 ○否
5.平时不太生病，即便生病也能很容易恢复。　　　　　　　　　　　　　　　　○是 ○否

分析结果：如果选项均为"是"，恭喜妈妈们，孩子属于标准体质哦！平时注意平衡饮食，经常锻炼，保持这种身体状态就行。（详见27页）

目录
Contents

本书小儿推拿符号使用说明

推法	‖‖‖‖➤	捣法、叩法	●
摩法、运法、旋推法	↻	拿法	↑
揉法、点法	●	搓法、捻法	⌇⌇⌇➤
按法	◉	擦法	▬
掐法	➤	拍法	▬

上篇

睡前捏捏好处多，妈妈一定要学会

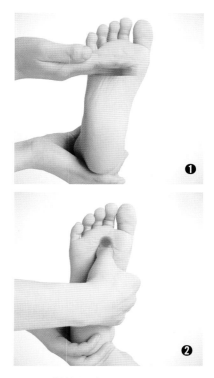

1　横擦涌泉
2　点揉涌泉

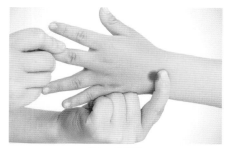
揉一窝风

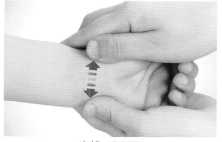
分推手阴阳

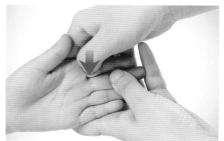
掐揉小横纹

扫一扫，看《小儿推拿手法及常见病治疗》

妈妈当医生，宝宝小毛病一捏就好

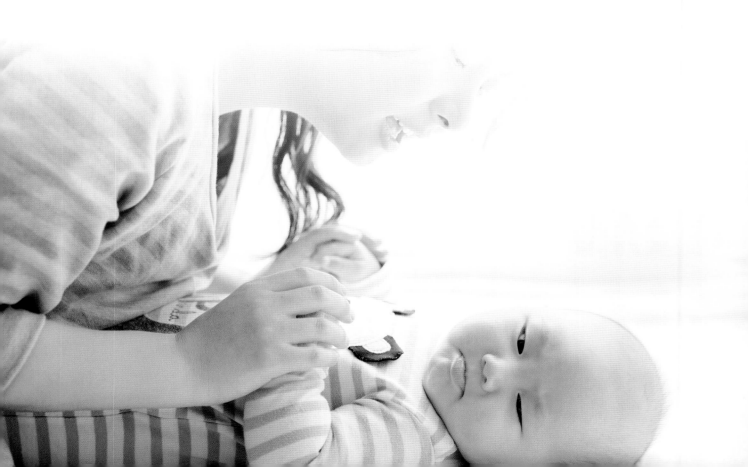

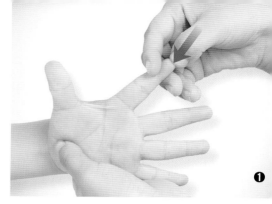

❶

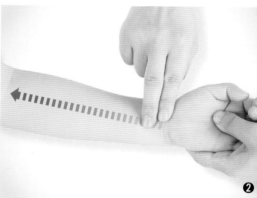

❷

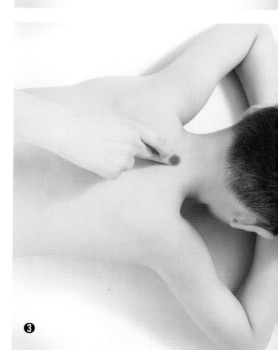

❸

1	掐十宣
2	清天河水
3	揉脊柱

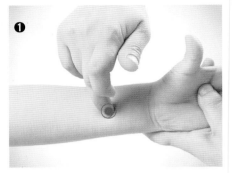

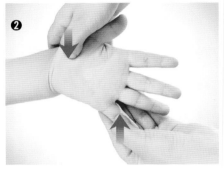

1　按内关
2　掐板门及四横纹
3　　心肝同清

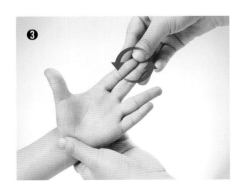

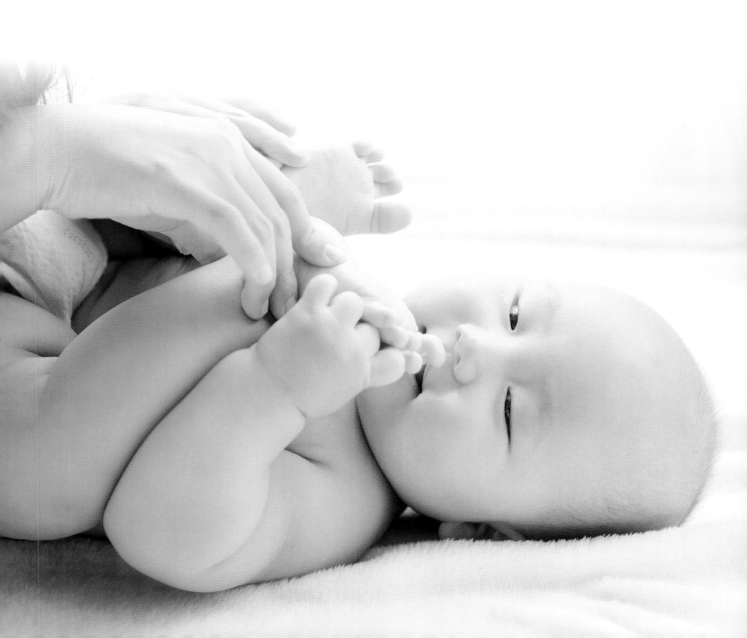

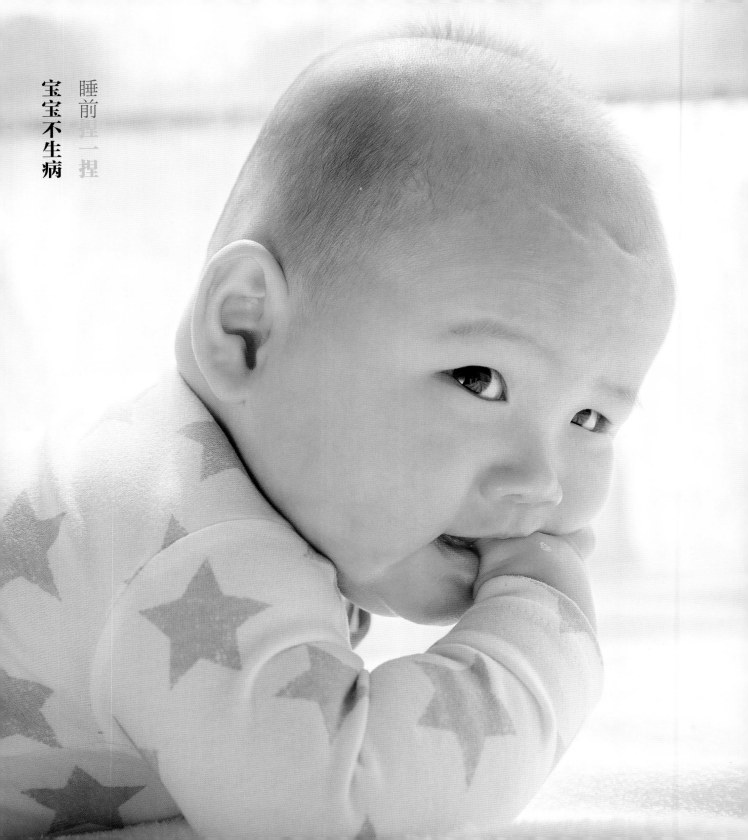

睡前捏一捏

宝宝不生病

睡前捏捏好处多，妈妈一定要学会

比起传统的吃药、打针、挂水等治疗方法，捏捏按按的小儿推拿，既不会出现吃药后的不良反应，也不会有打针的疼痛，还不会形成对抗生素的依赖。因此，小儿推拿是孩子小病小痛时的首选治疗方法。

而且更重要的是，忙碌的爸爸妈妈在睡前坚持给孩子捏捏按按，你会发现你的孩子身体越来越棒，抵抗力越来越强，孩子也会越来越喜欢亲近你，甚至在这有趣的互动中，会主动说道："妈妈，我想捏一捏。"

捏捏按按，解决宝宝小病小痛

很多妈妈在孩子生病时只知道心急如焚地去医院求医，最后反而因为服用抗生素等猛药把孩子的身体折腾得越来越糟，抵抗力越来越差。其实，小儿推拿既简单又有效。妈妈只要通过简单的捏捏按按就能很好地解决孩子日常生活中的小病小痛。

中医认为，孩子五脏六腑没有污染，很干净，康复能力较强；并且孩子皮肤薄嫩，经络穴位表浅、敏感，在临床治疗时只要把这些经络脏腑激活，就能达到强身健体、抵御疾病的目的。

简便有效不疼痛的小儿推拿

小儿推拿是一种疗效奇特、无痛苦、无副作用的绿色疗法，具有简、效、廉、易于接受等特点。

简，简便易学。我们不需要任何药品及医疗设备，依靠双手在孩子的小手、小肚子、背部、头部捏一捏揉一揉就可以达到预防和治疗疾病的目的。而且手法操作简单，妈妈们很容易入门，并且经过数次操作练习就可以掌握常见的基本手法。

效，疗效显著。从古至今，人们单纯用小儿推拿就治好了孩子的各种常见病及多发病，用疗效证实了经常做小儿推拿，不仅可以增强孩子体质，还可以增强孩子的抗病能力。

廉，价钱低廉。相较于高昂的西药费用来说，小儿推拿付出的只是时间及手的操作。如果妈妈学会小儿推拿操作后，在给孩子保健、预防及治疗疾病时几乎没有经济成本。

易于接受。小儿推拿是一种纯手法治疗，避免了使用药物引起的不良反应或毒性反应，是一种有利无害的"自然疗法"，其对孩子常见病、多发病都有较好的疗效，且还有非常好的保健功能。相比其他疗法，如西药的不良反应、中药的苦涩、针灸的疼痛等，小儿推拿无不良反应、无明显痛苦、易于被孩子和父母接受。

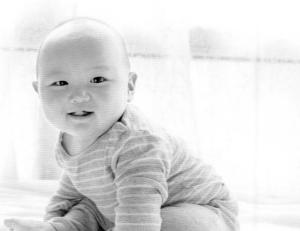

给 1 岁左右的小宝宝做推拿，他们会长得更快更好。

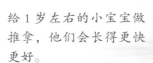

常见小病痛一捏就好

其实生活中孩子常见的小病痛，如：感冒、咳嗽、发热、便秘、腹泻、消化不良、夜啼等，妈妈们通过捏捏按按就能取得很好的治疗效果。

比如孩子昨天出门吹风有点感冒了，打喷嚏、流鼻涕、喉咙有点痒，给他开开天门，推推坎宫，揉揉太阳，点按风池，按揉喉咙，揉擦肺俞，第二天早上妈妈就会发现孩子那些症状都消失了，感冒好了。

孩子吃冷的东西后有点腹痛，给他按按外劳宫、一窝风、揉按中脘，就能起到温中止痛的作用。

睡前是宝宝推拿的最好时机

白天孩子要出去玩，要上学，爸爸妈妈们还要上班，那么什么时候帮孩子做推拿最好呢？睡前！睡前是孩子保健养生的最好时机！

入睡前，孩子洗完澡和爸爸妈妈在床上玩，这时候妈妈轻轻地拉过孩子的手，在手上捏捏揉揉，在肚子上推推摩摩。爸爸在旁边讲着故事，唱着儿歌，孩子开心地咯咯直笑。

孩子是最喜欢和父母做游戏的，他们会被爸爸妈妈这种新的游戏所感染，主动融入到游戏中，享受爸妈的宠爱。而父母在手法操作中，既享受了天伦之乐，又提高了孩子的体质，缓解了孩子身体不舒服的症状，真是一举多得。

Tips　小儿推拿注意事项

在给孩子推拿时，妈妈们要注意一些推拿事项，有助于孩子恢复得更快更好。

1. 传统小儿推拿主要适用于学龄前儿童，即0~7岁，7岁以上孩子运用小儿推拿时应减少手部穴位，增加时间和力度，并配合成人手法。

2. 推拿前，尤其天气寒冷时，妈妈要保持两手温暖，可搓热后再操作，以免两手冰凉刺激孩子，产生恐惧，影响治疗。

3. 如下情况不宜推拿：外伤局部出血或有出血倾向；局部有感染、破损；危重急症；骨折早期和截瘫初期。

4. 推拿需要介质，操作者手上可以蘸些油、粉末、汁或水作为介质。

5. 推拿次数根据病情而定：急性病每天可操作1~2次，6天为一疗程；慢性病每日1次，或每周2~3次，以每周或月为一疗程。

6. 早晚都可进行推拿，哺乳期的孩子可在哺乳时进行推拿，而较大孩子一般在饭后1小时推拿。

每晚捏一捏，宝宝睡得快、睡得香

良好的睡眠是保证孩子体格及神经发育的必要条件，特别是1岁以内的孩子，其健康活泼的情况皆取决于睡眠质量的好坏。

中医认为，孩子睡眠的好坏主要和心、脾、胃有关。孩子出生后心脏未完全发育成熟，稍有惊吓，就易出现睡眠质量差，睡觉中啼哭。此外孩子不知饥饱，不管过饥或过饱都会影响孩子的脾胃功能，造成消化吸收不良，从而导致夜间睡不安稳，即中医所说的"胃不和则卧不安"。

妈妈睡前给孩子清清心经、补补脾经、清清胃经，可使孩子心火不会过旺、脾胃消化食物完全，达到安神定志、消食导滞的作用，从而在妈妈双手的安抚下，孩子安心地睡着了，而且睡得快、睡得香。同时妈妈睡前给孩子捏揉，可以更好地促进孩子的血液循环，能有效缓解孩子活动一天后的疲劳，使孩子全身放松地安然入睡。

大病慢性病贵在坚持，每天捏助恢复

俗话说："病来如山倒，病去如抽丝。"大病过后必然伴随着孩子体质及抵抗力的下降，而小儿推拿在孩子大病及慢性病调护方面具有重要的作用。

大部分的大病、慢性病都可以通过对脾经和肾经等进行推拿来调理。补脾经可以改善孩子脾胃功能，促进其消化和吸收，改善孩子体质；补肾经可以促进孩子生长发育，增强孩子抵抗力。坚持给孩子补脾经、补肾经等可以帮助孩子从大病、慢性病中慢慢恢复过来，增强体质，提高抵抗力。

比如先天性心脏病术前经常给孩子补脾经、肺经、肾经就可以增强孩子的抵抗力，提高孩子对手术的耐受性，缓解手术过程中可能出现的各种不适。术后孩子若出现发热可清天河水、揉按总筋，以清热安神，减少并发症。

但要注意大病及慢性病急性发作期还是以中西医综合治疗为主，而大病及慢性病的恢复期坚持做小儿推拿有利于孩子身体健康的恢复。

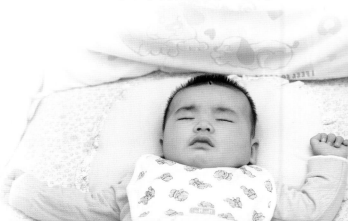

临睡前给宝宝捏一捏，宝宝很快就能安静入睡了。

白天上班睡前捏，增进亲子关系

　　上班妈妈由于工作忙，时间紧，白天无法抽出时间来给孩子做小儿推拿，但晚上孩子睡觉时可以给孩子捏捏按按，不仅能帮助孩子祛除疾病及增强抵抗力，同时也能增进妈妈与孩子之间的感情。小儿推拿其实就是一种非常好的亲子游戏。

　　小儿推拿是父母与孩子间爱的传递，是肌肤间的信息感应，同时也是母子间最好的礼物，孩子能在捏按中感受妈妈温柔的爱抚，同时孩子也会把这份爱回馈给妈妈。

　　有一个妈妈曾经跟我说，有一次她肚子痛躺在床上休息，她家的孩子爬到身边，用小手在她的手指上推来推去，说："妈妈，你不舒服吧，我给你推推，这样你就不痛了！"这位妈妈的痛苦瞬间就被融化了，她被感动得热泪盈眶。

宝宝好动不配合，睡着后捏

　　有的妈妈会问："廖教授，网上很多人说小儿推拿只能在清醒的时候做，睡着之后做效果不好，甚至没有效果。"其实并不然！

　　有一些孩子天性好动，不喜欢被固定，不喜欢在身上捏捏揉揉。还有一些孩子生病身体不舒服，也比较排斥推拿。妈妈们这时候不要气馁，可以在孩子睡着了以后再推拿，效果和醒着时是一样的，不会出现效果明显打折的情况。

Tips　　睡着后捏注意事项

　　　孩子在睡着时安安静静，能更好地配合妈妈的操作。同时妈妈的穴位定位更准确，但需要注意以下几点：

　　1. 应在孩子饭后或喂奶后30分钟再行推拿。

　　2. 推完后30分钟内不宜喂奶，以防孩子溢奶。

　　3. 睡着后推拿手法要轻柔，以不影响孩子正常睡眠为好。

不敢捏，手法轻点就没事儿

有些妈妈认为孩子皮肤娇嫩，骨节柔软，不敢捏，不敢做小儿推拿，就怕一捏一按会伤到孩子。其实在取穴准确、手法标准操作的基础上，推拿并不会使孩子受伤。

手法轻快、柔和、平稳、着实

这八字诀是小儿推拿手法的基本要求。孩子皮肤柔嫩，不耐重手法，只能轻快。但要求轻而不浮，要招招着实，还要平稳、柔和。

推拿手法本身很安全

小儿推拿是绿色自然疗法，是一种单纯的操作手法。手法本身就是一种安全的良性刺激，不会对宝宝的机体产生副作用。轻柔的手法操作也只会促进宝宝神经系统的发育，因此轻柔的手法是一种有利无害的治疗方法。

妈妈们在实际的操作过程中只要注意手法柔和，用力轻就不可能伤害到宝宝的身体。

天天推拿不生病

小皮皮从出生起爸爸妈妈就天天帮她做推拿，几乎每天都不间断，皮皮的体质非常好，从没有去打针吃药（当然预防针除外）。

每天晚上小皮皮都会主动跟妈妈说："妈妈，帮我捏捏背嘛，好舒服的。"对天天做推拿的宝宝来说，睡前推拿已经成为一种习惯和享受。因此，作为父母，我们应该要学会小儿推拿。

推拿时，妈妈温暖的手，轻柔的力度，对宝宝娇嫩的皮肤形成安全、良性的刺激。

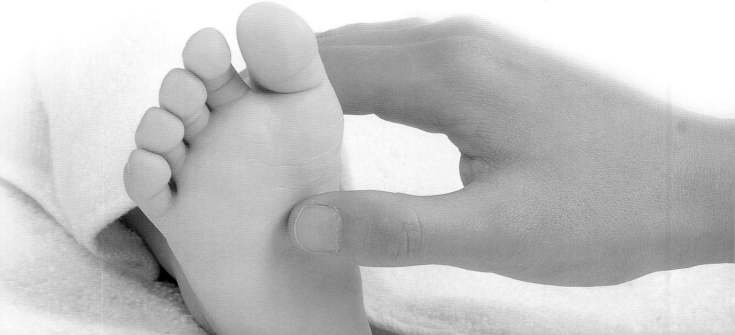

中医五行，调节宝宝体质

五行概述

孩子出生后，大多数父母都会在网上算孩子的生辰八字。然后根据五行缺什么，名字当中就增加什么偏旁。比如孩子五行缺水，很多父母就在字典中找"水"旁的字，或喜欢用"淼"；五行缺金，那么很多时候会用具有金旁的字，古人怕金不够，就专门发明"鑫"。还有"森"、"垚"、"焱"，这些字都是因为五行而发明的。五行讲究平衡。名字中增加相关的五行属性好似弥补了不足，其实，这只是一种象征，一种安慰。而小儿推拿调节五行，补其缺，抑其旺，却是实实在在的。

不过要想学会小儿推拿调节五行，我们要先来了解一下到底什么是五行。

五行的"行"有两层含义。一指行业，也就是类别。五行就是木、火、土、金、水这五大类别的物质。二指运行，"行"就是运动。五大类物质之间始终是动态的，变化的，相互影响的。"行"就是它们之间关系的称谓。

而随着我们祖先对生活中物质的特征和相互关系的认识，他们发现自然界客观存在着的方位、季节、气候、颜色、味道、声音等也各自有所区别。于是，中国古人就根据五行的特征来类比自然界的各种现象，从而形成了五季、五方、五色、五音、五谷、五畜等。

当认识人体时，他们也运用类似归类法，将身体内的脏腑、组织、器官和功能等归纳为五行，形成了富有东方特色的人体五行认识论，如五官、五体、五志、五脏等。（具体见26页表格）

小儿推拿是中医的组成部分。妈妈们要学好和用好小儿推拿，也需要了解五行知识，特别需要记住五行与五脏的对应关系。

五行与五脏

1. 金与肺

五行中"金"指金属，与人体"肺"对应。肺可以帮助身体内水液的代谢，这和金生水相似；金有防护之意，肺是五脏中唯一可以抵御外界邪气入侵人体的脏腑。金属可以发出美妙的声音，人的发声靠肺。因此，古人将肺归属于金。在小儿推拿中，无名指螺纹面属于肺经。

"小儿肺卫多不固"、"肺为贮痰之器"。由于孩子肺通过皮肤和鼻、咽喉直接与大自然相通。因此，肺最容易受到气候变化和空气质量的影响。中医认为邪气侵入人体，多表现为感冒、鼻塞、流涕、鼻窦炎、咳嗽、痰多、喉咙肿痛、扁桃体发炎等症状，宜解表、清肺、肃肺。而肺金不足时抵抗力就降低，易出现反复感冒、哮喘反复发作，皮肤经常瘙痒，语言无力等症状，宜补肺经，实卫表。

2. 木与肝

五行中"木"指树木，与人体"肝对应"。古人发现肝能调理人体的情绪，使人性情开朗，不会抑郁苦闷，这和木性舒展特征相似；肝气主升主动，人体内肝的气机主要是向上升发的，当肝气向上升发太过就会出现"怒发冲冠"的现象，这和树木蓬勃向上生长的特征相似。因此古人将肝归属于木。在小儿推拿中，食指螺纹面为肝经。

"小儿肝常有余"指孩子易于肝旺。肝火旺盛时，容易出现脾气暴躁、好动、口苦、口臭等症状。肝气郁结时又会表现为性格内向、寡言少语、不善交流、缺乏活力等。肝火旺要清肝、平肝；肝郁了要疏肝、柔肝。

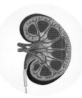

3. 水与肾

五行中"水"指水分，与人体肾对应。肾为水脏，肾主水，肾能够调节人体内所有水液。水液的输出、分布、排泄都需要肾的作用才能完成。如果肾失掉"主水"的功能，就难以维持体内水液代谢平衡，会发生水肿等病症。因此古人将肾归属于水。在小儿推拿中，小指螺纹面属于肾经。

"小儿肾气（精）多虚"。由于肾为先天之本，贮藏有遗传特质的父精母血。因而古人认为它们多多益善。中医认为临床肾的病症多是虚证，如烦热、失眠、盗汗、消瘦属于肾精不足；哮喘、水肿、乏力、头昏晕、形寒肢冷等属于肾气虚，均宜补肾经。但遗传特质有些是好的，有些却不好。不好的遗传特质是先天性疾病发生的根本，中医叫胎毒，这时候，就宜清肾经。

4. 火与心

五行中"火"指火焰，与人体"心"对应。古人认为心脏是人全身温暖和热量的源泉，这和火性温暖相似。因此，古人将心归属于火。在小儿推拿中，中指螺纹面属于心经。

"小儿心火易旺"。心火旺时，孩子出现高热、烦躁不安、口舌长疮、小便黄等症状，应该清心泻火。心神不宁时，孩子表现为健忘、易惊、心中闷闷不乐、睡卧不安等症状，又宜补心经，安心神。

5. 土与脾

五行中"土"指土地，与人体"脾"对应。脾胃为气血生化之源，脾化生气血就像土地承载和孕育万物一样，因此，古人将脾归属于土。在小儿推拿中，拇指螺纹面属于脾经。

"小儿脾常不足"。由于脾胃消化水谷，因此，常易饮食积滞。出现多食善饥、腹胀、腹痛、口干、口臭、便秘等症状。宜化积导滞、和胃降逆。而一旦脾虚，则出现消瘦、厌食、神疲乏力、腹泻等症状，又宜健脾益气。

五行之间的生理关系

爸爸妈妈们还记不记得儿时常与小伙伴玩的一种"棒—虎—鸡—虫"游戏。这个游戏中虎吃鸡，鸡吃虫子，虫子可以啄棒，而棒是唯一可以对老虎有威胁的物件。这个游戏告诉我们日常生活中的事物既相互依存，又相互制约。

古人创造性地将五行之间的关系总结为相生与相克。

五行中，水生木，木生火，火生土，土生金，金生水。既然相生，就有母亲，有儿子。母子之间有遗传，有亲情。一般而言，母亲强壮，孩子才强壮。这种母子关系是我们认识孩子脏腑疾病的重要方法之一。

相克，即金克木，木克土，土克水，水克火，火克金。世界就是这样通过制约维持着另一种平衡关系。相克制的这种平衡关系也是我们认识孩子脏腑疾病的重要方法。

因为有了相生相克，才有五行旺缺，也就有了人体所对应的体质旺缺之说。虽然人体的五行体质是从母体带来的，但它可通过后天调理而改变。

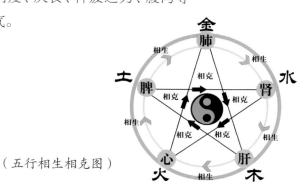

（五行相生相克图）

调体质

用五行划分孩子体质

传统中医一直是根据五行来划分人体体质的。孩子体质可分为五行旺和缺体质，旺体质即木旺、火旺、土旺、金旺、水旺体质，缺体质即缺木、缺火、缺土、缺金、缺水体质。

由于中医认为孩子先天脾肾多不足，心肝多有余。因此，常见孩子体质主要有缺金（肺弱）体质、缺土（脾弱）体质、缺水（肾弱）体质、火旺（心火旺）体质，以及木旺（肝火旺）体质五种。除此以外，还有一些特殊体质，如过敏体质、痰湿体质、矮小体质、肥胖体质、躁动体质等。以下我们将逐一论述。

调节方法

自然界中有五行，人体也有五行，并与自然界的五行相互对应、相辅相成。妈妈们在平常的调理中，可以关注下面表格。采用与某行相关的音乐、味道、气味、颜色、情志等进行调节。

事物属性及五行归类表：

自然界								五行	人体						
五谷	五畜	五臭	五味	五色	五音	五方	五季		五脏	六腑	五官	五体	五液	五志	五声
麦	鸡	臊	酸	青	角	东	春	木	肝	胆	目	筋甲	泪	怒	呼
黍	羊	焦	苦	赤	徵	南	夏	火	心	小肠	舌	血脉	汗	喜	笑
稷	牛	香	甘	黄	宫	中	长夏	土	脾	胃	口	肌肉	涎	思	歌
稻	马	腥	辛	白	商	西	秋	金	肺	大肠	鼻	皮毛	涕	哀	哭
菽	猪	腐	咸	黑	羽	北	冬	水	肾	三焦 膀胱	耳	骨牙	唾	恐	呻

分清体质调节

要弄清体质的旺与缺，首先必须熟悉标准体质。

（一）标准体质（正常体质）

这类孩子先天禀赋较好（父母身体、心理素质好，智商与情商均高），足月顺产，出生时各项生理指标均在正常范围；出生后多母乳喂养或科学的人工喂养。

【表现】孩子身体壮实、体形匀称、精力充沛、反应敏捷、活泼可爱、天庭饱满、面色红润、皮肤细腻、头发稠密有光泽、目光炯炯、耳鼻畅通、嗅觉与听觉灵敏、唇色红活、舌质红、舌上薄薄的一层白苔，指纹亦红活，且在风关附近。其身高、体重、囟门、胸围、头围、牙齿等的发育均与年龄相符，其进食量、睡眠时间、大小便（2岁后大便成形，且每天1次，孩子3岁以后不再尿床）、语言、姿势与动作、脉律，以及各种反射等都随年龄增长变化。

【心理特征】性格活泼开朗，爱提出问题，乐于与人相处。

【适应性】对外界环境（自然环境和社会环境）适应能力较强。

【发病倾向】无。

【易患疾病】患病较少，即使发病也易康复。

【调节方法】

小儿推拿：头面四大手法①，补脾经、清肝经、清心经、补肺经、补肾经、捏脊等。

常用穴位：脾经、肝经、心经、肺经、肾经、脊柱、足三里等。

食物疗法：五谷、水果、蔬菜、肉类等。

运动疗法：所有体育锻炼。

中药：无。

音乐调节：所有音乐均适宜。

色彩调节：五颜六色。

【对未来的影响】世人追求标准态，标准态中阴阳谐。

身强体壮无病忧，堪当大任栋梁材。

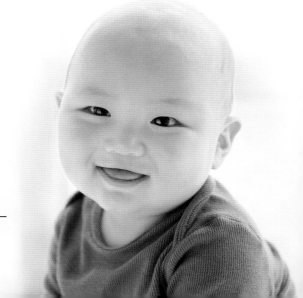

---

①头面四大手法指开天门、推坎宫、揉太阳和揉耳背高骨，具体操作参见78~79页。

（二）常见五行体质

缺金（肺弱）体质

【表现】声音低怯、气息细弱；常有痰液,（夜晚）呼吸时喉间嚯嚯声响（痰鸣），面色白，目胞浮，皮肤不温或干燥，易出汗，胸廓扁平或鸡胸，鼻孔干燥或遇冷时清涕较多，舌质淡，苔白，指纹浮红。

【心理特征】平素懒于言语，怯场。

【适应性】对气温变化难以适应；对地域变化适应较差。

【发病倾向】当季节交替，或气候变化，或迁徙异地时，极易引发感冒、过敏和皮肤病等。

【易患疾病】感冒、咳嗽、哮喘、扁桃体发炎、咽炎、鼻炎、皮炎、鼻衄（nǜ）、气管炎、支气管炎和肺炎等。

【调节方法】

小儿推拿：推上三关、清肺平肝、头面四大手法、清天柱骨、拿肩井、肃肺法。

常用穴位：鱼际、缺盆、肺俞、太阳、风池、风府。

食物疗法：水果（梨、甘蔗）、五谷（糯米）、肉类（雀鸟肉）。

运动疗法：蹈胸操。

中药：百合固金汤、人参蛤蚧散、保肺汤。

音乐调节：泉水叮咚响。

色彩调节：白色、冰雪世界。

【对未来的影响】肺合皮毛御寒温，咽喉鼻息声声哼。金弱之人温室草，风雨飘摇独难撑。

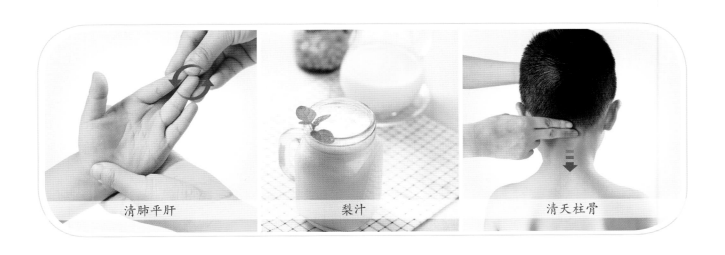

清肺平肝　　　　　　　　　梨汁　　　　　　　　　清天柱骨

缺土（脾弱）体质

【表现】身体消瘦，肌肉松散不实，四肢萎软无力、容易疲乏、不爱活动、面色萎黄，或面部白斑，多汗，食欲缺乏，流涎（口水多），腹部凹陷如舟，大便常稀溏不成形（每天常2次以上），眶周或见肿胀，唇色、爪甲和舌质色淡，舌苔腻或花剥（地图舌），指纹板滞。

【心理特征】讨厌进食，懒于运动，遇事不主动。

【适应性】对食谱变化难以适应；部分孩子难于接受牛奶、鸡蛋和海鲜等。

【发病倾向】饮食稍有不慎，如食用生冷油腻等，易引起消化不良；因讨厌进食和食欲缺乏，容易导致营养不良和消化吸收障碍，最终可能影响孩子的发育；容易发生药物和食物过敏。

【易患疾病】腹泻、呕吐、胃脘或腹部疼痛、呃逆、嗳腐吞酸；头昏、胃炎、胃溃疡、肠炎、消化不良等。

【调节方法】

小儿推拿：补脾经、运内八卦、捏脊、抱肚法、摩腹、上推七节骨。

常用穴位：足三里、中脘、脾俞、胃俞。

食物疗法：水果（苹果、香蕉）、五谷（小米）、肉类（牛肉、猪肉）。

运动疗法：腹部操。

中药：参苓白术散、六君子汤、保和丸。

音乐调节：黄土高坡、酒神曲。

色彩调节：黄色、泥土色。

【对未来的影响】后天脾弱身体弱，气血不足岂无忧？未来竞争堪激烈，身体强健方胜出。

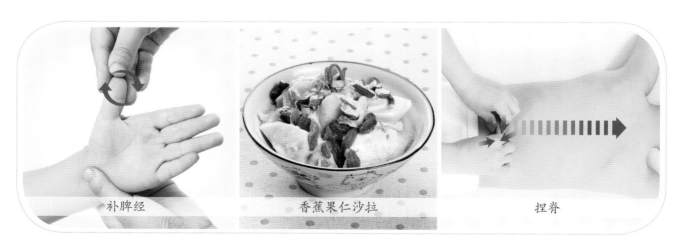

补脾经　　　　　　香蕉果仁沙拉　　　　　　捏脊

缺水（肾弱）体质

【表现】五迟（立、行、发、齿及语言等发育弱于同龄儿童），五软（头、颈、四肢、肌肉与胃口较同龄儿童差），囟门迟闭，方头；智力水平和反应能力均较正常儿童差，没精打采，注意力不集中，面色灰黑，眼周黑，汗多，小便多，遗尿，耳不聪、目不明，气息语声低怯，舌胖嫩，脉沉细，指纹色淡或黯。

【心理特征】因心理和智力发育不全导致胆怯、口吃、失意、记忆力差等。

【适应性】心智发育不全将造成孩子与人相处和融入群体与社会方面的困难，表现为容易上当受骗、容易做出一些过激的事；身体方面的发育不全则表现为对外界各种自然环境的变化难以适应，出现因水土不服而致的各种身体不适，如头昏、乏力、肢体酸痛、易于感冒和疲劳等。

【发病倾向】以虚证为多。

【易患疾病】身材矮小，毛发稀疏或脱发，龋（qǔ）齿，牙齿松动或出血；遗传性疾病，男子阳痿、早泄；女子月经紊乱、闭经；长期低热、盗汗、耳鸣耳聋、视物不清（昏花）、哮喘、肺气肿、水肿、糖尿病、痛风、肾炎。

【调节方法】

小儿推拿：补肾经、揉二人上马、推上三关、横擦腰骶、开璇玑。

常用穴位：气海、关元、肾俞、璇玑。

食物疗法：坚果类（腰果、核桃等）、动物肾脏、五谷（糙米）、水果（芒果等）。

运动疗法：扭腰操、吐故纳新。

中药：右归丸、左归丸、肾气丸。

音乐调节：低沉和谐的大提琴音乐、古典吉他音乐。

色彩调节：深色系列、黑而沉稳的颜色。

【对未来的影响】肾主生殖为先天，生长发育息相关。肾弱输在起跑线，未来前途实忧堪！

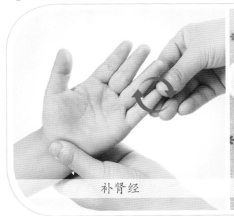
补肾经

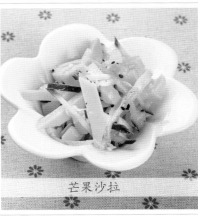
芒果沙拉

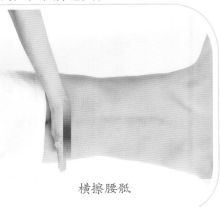
横擦腰骶

火旺(心火旺)体质

【表现】活泼好动，喜笑颜开，话语多，颜面潮红，两颧尤甚，结膜充血，扁桃体发炎，口渴、饮水多，咽喉干燥不爽，小便短少而黄，心烦，夜卧不安(2岁以下孩子时时睡中惊惕或啼哭)，时有梦话，吐舌弄舌，多汗，舌质红而干，指纹红或紫。

【心理特征】好高骛远，有始无终，喜浮夸，听不得不同意见，一切以自我为中心。

【适应性】冬天容易过，而夏天不能适应，适宜居住北方远离南方；爱吃火锅、辛辣食物，但吃后更易上火。

【发病倾向】嗜烟酒及燥热食品，易上火(引起火热证候)；遇挫折易引发神经精神疾病或心理疾病；易于激动，易于狂躁，更容易失眠。

【易患疾病】口腔溃疡、口舌生疮、小便疼痛、尿路结石、血尿；精神分裂症、痴呆、健忘、失眠；胸痹、冠心病、高血压、高脂血症等。

【调节方法】

小儿推拿：清心经、打马过天河、清天河水、水底捞明月、黄蜂出洞、退六腑。

常用穴位：心俞、内劳宫、小天心、三阴交。

食物疗法：绿豆汤、黄花菜、藕、莲子羹、兔肉炖汤、梨、桑葚、百合。

运动疗法：缓慢步行运动。

中药：天王补心丹、导赤散、莲子汤。

音乐调节：轻音乐。

色彩调节：白色、浅色。

【对未来的影响】心为君主霸四方，一切围绕我生长。如遇顺境勉能过，无奈人间虎豹藏。

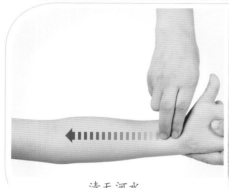

清天河水

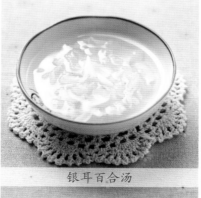

银耳百合汤

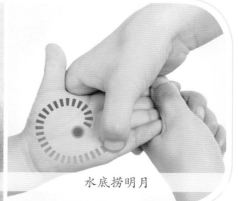

水底捞明月

木旺（肝火旺）体质

【**表现**】山根（即鼻梁）色青，口唇青紫，时时口苦，挤眉弄眼，频繁眨眼，眼屎多，吐舌弄舌，时时惊惕，抽筋，脾气暴躁，难容他人，动则打骂，口出秽语，夜卧难安，躁扰不宁或常磨牙，头屑多，头发油腻，面红目赤，听力下降，大便色青，舌质青紫，苔薄，脉弦，指纹青紫。

【**心理特征**】对问题看法偏激、任性、冲动、固执己见、我行我素、性情暴躁；若受到批评则烦懑气馁，易产生恐惧和焦虑。

【**适应性**】对精神情志刺激较为敏感，喜争强好胜，难于与不同意见者相处。

【**发病倾向**】多风、多动、多目疾、多性情异常。

【**易患疾病**】惊风、抽搐、振颤；弱视、斜视、结膜炎、中耳炎；多动症、抽动秽语综合征、精神分裂症、抑郁症；甲亢、头痛、眩晕、高血压、肝硬化、脂肪肝、胆结石、月经不调、消化不良。

【**调节方法**】

小儿推拿：清肺平肝、囟门推拿法、掐揉（捣）小天心、分推腹阴阳、搓摩胁肋。

常用穴位：肝俞、百会、太阳、太冲。

食物疗法：冬瓜汤、藕、玉竹粥。

运动疗法：缓慢步行运动。

中药：龙胆泻肝汤。

音乐调节：轻音乐。

色彩调节：白色、浅色。

【**对未来的影响**】肝为将军性子烈，天生好斗急切切。有勇无谋易误事，朋友同事难相携。

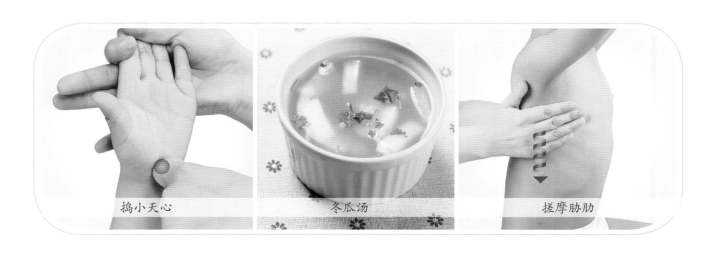

| 捣小天心 | 冬瓜汤 | 搓摩胁肋 |

（三）特殊体质

过敏体质

【表现】环境、气候、季节、食谱、衣饰、日常用品等改变时，易出现皮肤、鼻息、呼吸、消化、血管和血液等的异常改变。其中，皮肤多出现瘙痒、疹子、丘疹块、紫癜，或破溃流水、流脓等；鼻息与呼吸多表现为咳嗽、喉痒、哮喘、流清涕、打喷嚏、鼻塞等；消化受到影响可见恶心、呕吐、腹痛、腹泻等；血管及血液的异常则表现为面赤、发热、蛋白尿等。

【心理特征】胆怯、自卑、洁癖，对外界缺乏安全感，怕出门，易自闭。

【适应性】适应环境变化的能力很差。

【发病倾向】不同的过敏体质者表现为不同状态，多易患与皮肤、鼻息、呼吸、消化、血管和血液等方面相关的过敏性疾病。

【易患疾病】过敏性紫癜、血小板减少性紫癜、皮炎、湿疹、手足癣、体癣、股癣、银屑病（牛皮癣）；哮喘、咽炎、鼻炎、结膜炎；过敏性腹泻、胃痛、花粉症、药物过敏。

【调节方法】

小儿推拿：补肺经、捏脊、退六腑、按揉膀胱经、拿膀胱经等。

常用穴位：风门、风府、风池、肺俞、六腑、肩井、曲池、合谷。

食物疗法：水果（香蕉、苹果、梨）、五谷（小米、糯米）、肉类（猪肉）。

中药：百合固金汤、荆防败毒散。

音乐调节：轻音乐。

色彩调节：白色、绿色。

【对未来的影响】过敏体质尤可忧，生活出门几多愁？并非不作大鹏鸟，只缘疠风志难酬。

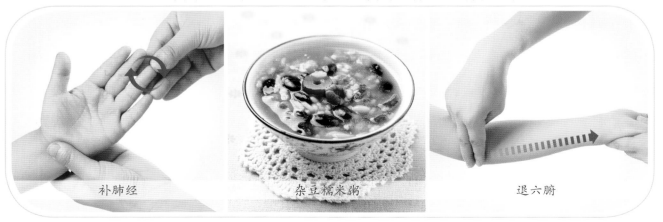

补肺经　　　　　　　　杂豆糯米粥　　　　　　　　退六腑

痰湿体质

【表现】头重如裹，怕冷，形体臃肿，四肢倦怠，动作迟缓，大便多不成形，胸闷，气短，腹胀，时有呕恶，平素痰多，鼻流浊涕，口中黏滞、流涎、舌质淡、苔腻，脉滑，指纹板滞。

【心理特征】处变不惊，缺少激情，喜静恶动。

【适应性】长夏季节及水湿环境难以适应。

【发病倾向】水湿沉重、下趋，易于伤阳并阻碍气机，故其为病总以困重、懈惰、阻塞、停滞为特征；脾喜燥而恶湿，故其病根在脾；脾为生痰之源，肺为贮痰之器，故痰饮表现多以脾肺病变为主。

【易患疾病】咳嗽、哮喘、肺气肿、目胞水肿、水肿、胸痛、咳痰；头昏头重，慢性疲劳综合征，抑郁症；肥胖、厌食、厌油，消化不良，小便浑浊，糖尿病。

【调节方法】

小儿推拿：调五脏、分推腹阴阳、点按中脘、点揉脾俞、点揉丰隆、脊背调节。

常用穴位：风门、丰隆、肺俞、肩井。

食物疗法：水果（香梨）、五谷（小米、糯米）。

中药：二陈汤。

音乐调节：轻音乐。

色彩调节：白色、黄色。

【对未来的影响】水不为津浊而浑，痰湿由此注全身。困倦懈怠暮年气，如何扭转乾与坤？

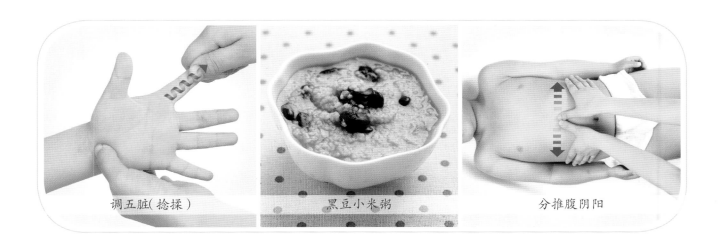

调五脏（捻揉）　　　　　　黑豆小米粥　　　　　　分推腹阴阳

躁动体质

【**表现**】好动而恶静，手足动不停；故事、动画和音乐均难以使之入静，平时学习难以进入状态，常开小差，莫名其妙地兴奋冲动，烦躁易怒，喜打骂，时时秽语，健忘，盗汗，夜卧不安，渴而喜饮，两颧时红，以右颊为甚，唇红，舌质红，苔薄黄，脉细数，指纹红。

【**心理特征**】易怒、易躁动，小淘气，缺乏耐心。

【**适应性**】在家庭及学校与人相处困难，易感情用事，难于取得较好学习成绩，难于接受不同意见。

【**发病倾向**】容易引发各种心理和精神疾病。

【**易患疾病**】小儿多动、抽动秽语综合征、舞蹈病、精神分裂症、神经官能症。

【**调节方法**】

小儿推拿：头面四大手法、清天河水、打马过天河、补心经、清肝经、振百会、清小肠。

常用穴位：劳宫、心俞、百会、太阳。

食物疗法：应多食含锌、铁丰富的食物，如蛋类、肝脏、豆类、花生、禽血和瘦肉等。

中药：益肾静神颗粒。

音乐调节：轻音乐。

色彩调节：蓝色、草绿色。

【**对未来的影响**】世界本然动和静，动静相依万事兴。若然躁动无寂静，大厦再高也会倾。

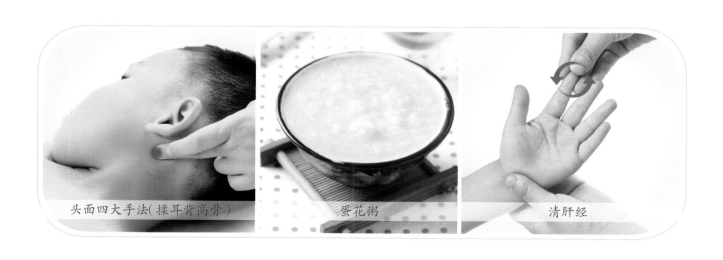

头面四大手法（揉耳背高骨）　　　　蛋花粥　　　　清肝经

矮小体质

【**表现**】"矮"指身高不足，"小"指体型小和体重轻。判断是否属于矮小体质，必须进行计算。即孩子的身高或体重达不到标准平均值（参见附录《中国6岁以下儿童生长发育参照标准》）。

体重：出生婴儿正常体重2.5~4.0千克。前3个月每月增重750~900克；3~6个月每月增重600克；7~12个月每月增重500克，1岁时体重约为出生时的3倍。

身长：婴儿前3个月每月平均长3~3.5厘米；4~6个月每月长2厘米，7~12个月每月长1~1.5厘米。

【**心理特征**】胆小，不自信，缺乏勇气，性格可能孤僻，易于自卑甚至自暴自弃。

【**适应性**】适应环境能力差，交往不良或畏惧社交，大多不愿意和同学玩，不愿意同老师或父母交流，成绩较差。

【**发病倾向**】随禀质不同而情况各异，多表现为肾弱（缺水）或肝火旺（木旺）的相关症状和体征。

【**易患疾病**】同肾弱和肝火旺（参见30页、32页）。

【**调节方法**】

小儿推拿：补脾经、清肝经、补肾经、捏脊、振百会、拿揉膀胱经。

常用穴位：脾经、肝经、肾经、脊柱、板门、内八卦、百会、涌泉等。

食物疗法：谷类（米、面、杂粮）、鱼、虾、肉、蛋、蔬菜和水果、奶和豆制品等。

中药：归脾汤。

音乐调节：步步高、创世纪（音乐舞蹈史诗）。

色彩调节：红色、青色。

【**对未来的影响**】身材矮小谁之过？奈何处处受限多！若欲同君比翼飞，所付艰辛无人说。

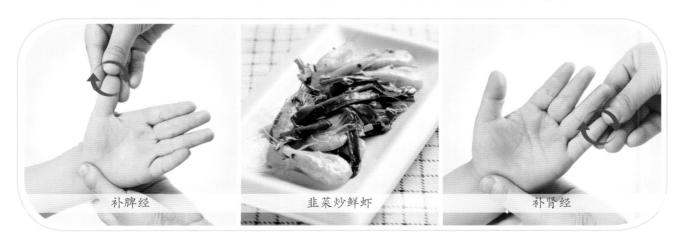

补脾经　　　　　　　韭菜炒鲜虾　　　　　　　补肾经

肥胖体质

【**表现**】身高体重标准法为WHO推荐的方法,即体重指数BMI=体重(千克)÷身高(米)÷身高(米),是目前公认的评价青春期前(10岁以下)儿童肥胖的最好指标。本法以身高为基准,采用同一身高人群的标准体重为标准(参见附录《中国6岁以下儿童生长发育参照标准》),超过该标准体重20%~29%为轻度肥胖,30%~49%为中度肥胖,50%以上为重度肥胖。除了体重超标,形体肥硕之外,肥胖病人多伴有食欲亢进,喜食肥甘,懒于运动等症状。其舌质多胖嫩,苔白厚腻,脉滑。

【**心理特征**】由于社会崇尚苗条,故肥胖孩子越来越受到耻笑,易产生自卑、抑郁、仇视、淡漠等心理倾向。

【**适应性**】对夏末秋初湿热气候、湿重或气温偏高环境较难适应。

【**发病倾向**】因为多食少动,故体内脂肪堆积过多、血液黏稠、代谢紊乱是其发病的基础。

【**易患疾病**】呼吸窘迫综合征、三高(高血压、高血糖、高脂血症)、冠心病、脑卒中(中风)。

【**调节方法**】

小儿推拿：清脾经、清胃经、揉板门、运内八卦、按揉丰隆、按揉足三里、点按中脘、脘腹部操作。

常用穴位：脾经、胃经、板门、八卦、丰隆、足三里、中脘、腹、脐、龟尾、七节骨、脊柱。

食物疗法：蜂蜜、香蕉、苹果、土豆、苦瓜、黄瓜、薏米和冬瓜等。

中药：三仁汤,五苓散。

音乐调节：十面埋伏、金蛇狂舞。

色彩调节：青色、白色、红色。

【**对未来的影响**】进入小康笑颜开,儿女肥胖却愁怀。三高伴着体重长,欲其建树难上难。

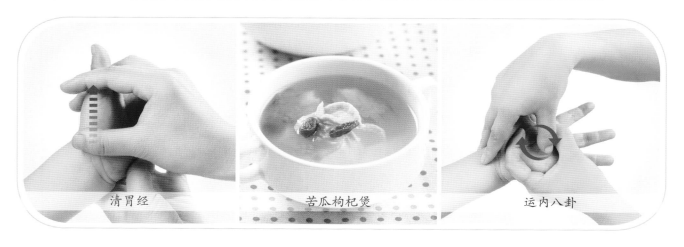

| 清胃经 | 苦瓜枸杞煲 | 运内八卦 |

零基础爸妈一学就会的推拿手法

小儿推拿手法定义

什么是小儿推拿手法？小儿推拿手法是不是就是在成人推拿的基础上减轻手法的力度，减慢手法的频率呢？第一次接触小儿推拿的家长可能多少会有这样的疑问，答案当然是否定的。因为小儿推拿的对象是孩子，孩子不是成人的缩影，不同年龄阶段的孩子有不同的生理发育规律，表现出不同的生理特点。

因此小儿推拿手法是指医者根据孩子的生理病理特点，运用手或肢体的其他部位在孩子皮肤表面特定部位或穴位上实施的一种规范化、技巧性的操作方法。当然小儿推拿手法与成人推拿手法并没有严格的界限，因为小儿推拿手法是伴随成人手法发展的，故不少手法与成人手法相似，甚至有些成人手法可直接应用于孩子。

小儿推拿手法基本要求

了解了小儿推拿手法的定义，各位爸妈可能倒吸了一口气，那得多难啊！事实上只要掌握好了以下几点，零基础的爸妈也能成为孩子私家推拿医师。

柔和　柔和与力度较轻有关，但柔和却不等于轻手法。重手法同样可以柔和。那么怎样才能达到柔和呢？要做到手法柔和，必须反复演练手法，各位爸妈只要勤加练习，自然而然就透露出手法的柔和了。

比如，临床中的揉法就应柔和舒适，最能让孩子放松，因其频率、方向和深浅随症而变，最大限度适合病情，针对性强。古人谓"揉以和之"，指揉法多用于穴位，常与点、按、振等法固定结合，不仅有力度之柔，还有功效之刚，达到刚柔相济。

着实　需要我们手法上"轻而不浮"。轻快是小儿推拿手法的特点，但很多人手法一轻就飘起来了，这当然就不对了。因此要求力度轻而不浮，要实实在在推在穴位上，只有这样才能有效作用于皮肤，能被经络和穴位感知，并激活经络与穴位，这才是手法的关键。

判断手法是否着实，可以观察推拿后局部皮肤的温度上升情况、皮肤的柔软程度、皮肤的色泽改变和指下胃肠蠕动等。临床中的按法，接触面积小，刺激较强，需要手掌着力，从轻到重，由浅入深，从而达到着实效果。

轻快 "轻"指手法的力度，"快"指手法的频率。这个要求大家比较容易理解，因为孩子肌肤娇嫩，若是用力不当可能会造成皮肤破损，所以用力必须轻。

有个别家长可能就犯嘀咕了，这么轻能发挥作用吗？因为用力轻，要在有限时间内达到刺激量，就必须快。轻快是由孩子的体质状态和推拿的特性决定的。所以小儿推拿手法普遍较成人手法力度轻，频率快。那么究竟多快呢？比如成人推拿频率大多为120~160次／分钟，小儿推拿手法之轻快的频率一般约200次／分钟。比如临床中的摩法，就应力度很轻，孩子会因此感觉舒适。

平稳 指手法的变化和幅度要基本保持一致。若是操作时力度忽轻忽重，频率忽快忽慢，幅度时大时小，这就有失平稳，会影响疗效。平稳还指手法和手法之间的转换不能太突然，所以临床上我们常常将摩法、推法、运法和揉法等类似手法依次按程序操作，而将区别较大的捏脊、拿肚角、拿肩井等大幅度手法放在操作之后，以使着力平稳，流畅自然。

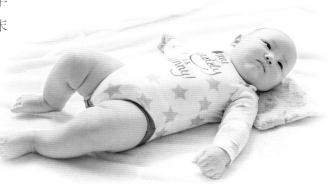

躺着推拿时，事先铺上柔软的毛巾，可以让宝宝更舒服、更适应。

⭐ *Tips* **推拿前小贴士**

　1. 推拿前应准备好推拿介质及消毒用品。

　2. 推拿操作者应清洁双手，修剪好指甲，避免交叉感染、伤及孩子。

　3. 操作前应与孩子沟通，建立信任，尽可能避免孩子在推拿时哭闹。

　4. 一般情况下孩子的穴位多分布在手上，可以依偎在家长的怀中进行推拿；腹部或背部的推拿可以在床上进行。

单式推拿手法 零基础父母必学

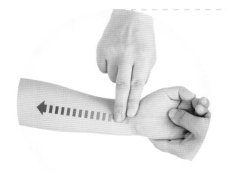

1 推法

推法一般分直推法、来回推法、分推法、合推法和旋推法五种。

直推法

【操作手法】为单方向直线运动。即从一个点推向另一点。临床有拇指指腹推和食指、中指，或食指、中指、无名指推。小儿推拿的推法用于线性穴位。其法轻快无比，快到每分钟200次左右。

【推拿要诀】一般认为上推为升，为补，为温；下推为清，为泻，为降。如推上三关、退六腑、清天河水、清大肠、补大肠、上推七节骨或下推七节骨等。

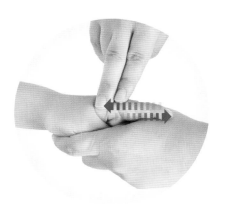

来回推法

【操作手法】从起点推向终点后，又从终点推回到起点。

【推拿要诀】单独直推存在方向性，如上推为补，下推就为泻，那来回推就补和泻平衡了。小儿推拿将此称作"调"，或称"平补平泻"，如调大肠、七节骨平补平泻等。当分不清寒热虚实，或单独清或补恐有不适时，最好运用此法。

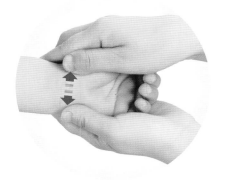

分推法

【操作手法】同时从中央向两边推叫分推法。头面、手腕、背部多用拇指，腹部可用拇指、多指，或大鱼际。

【推拿要诀】分推法即"分阴阳"，多用于起式，能分别阴阳，分理气血，激活经络与穴位；能消积导滞，化痰行气，消胀止痛。

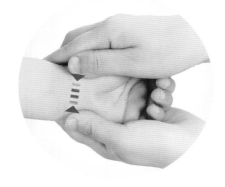

合推法

【操作手法】同时从两侧向中央的推法。头面、手腕、背部多用拇指，腹部可用拇指、多指。

【推拿要诀】也称合阴阳。与分阴阳刚好相反，能固守气血。分为起式，合就为收式。

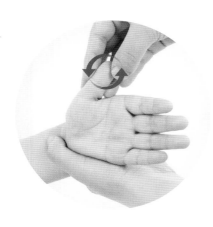

旋推法

【操作手法】一手固定手腕，另一手食指、中指、无名指托扶孩子手指背，拇指盖住其指腹，然后顺时针或逆时针回旋推动。

【推拿要诀】旋推法是手指五经穴的特殊方法，即只用于手指螺纹面。古人规定顺时针为补，逆时针为泻（与目前湘西流派顺时针旋推为补，从指尖直推到指根为泻不同）。旋推法非常轻快，要求沉肩、垂肘、悬腕。

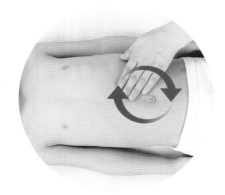

2 摩法

【操作手法】用较轻的力做环形运动称为摩法。可用指摩，也可以用掌摩。运用食指、中指、无名指摩时，手指应并拢。

【推拿要诀】操作时要求紧贴皮肤，手法力度要轻，在皮肤表面画圆圈，这个圆圈可以是顺时针，也可以是逆时针，圆周各处操作的力度与速度要均匀。摩法的方向也与疗效有关，顺时针摩腹通便，逆时针摩腹止泻。此法能导引气机，功补兼施。如摩囟门、摩中脘、摩关元、摩气海、摩神阙等，为温、补法的代表，用于多种脾胃病症，如脘腹胀满、肠鸣腹痛、腹泻、便秘等。

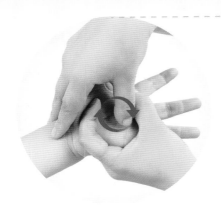

3 运法

【操作手法】由此往彼的弧形或环形推动。用于弧形和圆形部位的操作。多用拇指指腹或食指、中指、无名指指腹操作。

【推拿要诀】弧形运作时可始终沿一个方向，也可来回运作，但不要突然转折；圆形运作时，轨迹要圆。动作要流畅，不要中断，更不要停止。此法能平衡起点与终点的关系，如运土入水和运水入土；也是消除积滞的常规方法，如运中脘、运腹等。因其运动和摩擦产热，也多适用阳虚与寒证，如运丹田、运太阳等。

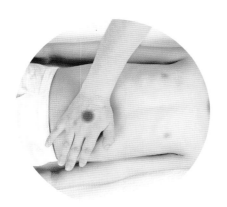

4 揉法

【操作手法】临床有拇指、多指（分开与并拢）揉，有掌根揉、鱼际揉等。操作时要求指下吸定，不能移动摩擦。

【推拿要诀】手法柔和舒适，最能放松。指揉法多用于穴位，常与点、按、振等法固定结合，形成3或5揉1点（按、振）的定式，刚柔相济。掌揉法多用于腹部，消散力强，是治疗孩子腹痛、腹胀、积滞、便秘等的重要方法。鱼际揉在面部运用较多。

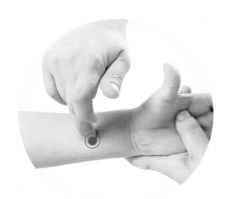

5 按法

【操作手法】稍大面积的垂直下压为按法。分为指按和掌按，多用指腹和掌根。垂直下压，不宜斜向。指、掌着力，先轻渐重；由浅入深，感到酸胀为度。每按压至孩子局部酸、麻、胀、痛时，可适当停留数秒，放松，再按。

【推拿要诀】指按法接触面积小，刺激较强，适用于全身各部穴位及痛点，有较强的止痛作用；掌按法接触面积大，压力亦大，适用于腰背、脊柱和腹部。按之则热气至。按法是温补法的代表手法。如按肾俞、按小腹，可聚元气、散寒邪，适用于虚寒证，按而散之。于积滞部位向下用力有消散之功，如脘腹部按法可用于便秘、腹胀、厌食等。临床上常与揉法结合，组成"按揉"复合手法。

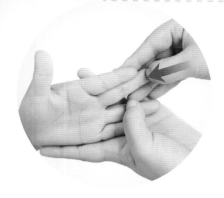

6 掐法

【操作手法】掐以甲入。甲是指甲，入为刺入，即以指甲刺入皮肤。又称"切法""爪法""指针法"。快进快出、垂直施力。

【推拿要诀】急救醒神，如掐人中、掐攒竹、掐合谷、掐涌泉等。熄风止痉，如掐老龙、掐精威、掐揉五指节。借其强刺激用于外感，有发汗祛邪之功，如掐耳背高骨、掐列缺、掐小天心等。在运用掐法急救的同时，应考虑其他抢救措施。不要掐破皮肤。非急救用掐法时，多于治疗结束时操作，且掐后多辅以揉法。不宜作为常规手法使用。

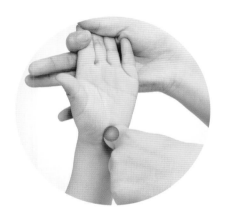

7 捣法

【操作手法】瞬间击打穴位的方法叫捣法。可用屈曲的中指指端，或以食、中指屈曲的指间关节髁击打。瞬间作用，快落快起，节奏感强。

【推拿要诀】孩子穴区太小，应注意部位的固定和击打的准确性。用于点状穴区，特别是四肢关节处，能活络通关、镇惊定志，如捣小天心。亦多用于头部、额部等肌肉较少之处，嘣嘣声响，有醒脑开窍的作用。可用于孩子遗尿、小儿抽动秽语综合征、小儿多动及鼻炎、耳鸣耳聋等。

背部推拿时可采用全掌进行摩法。

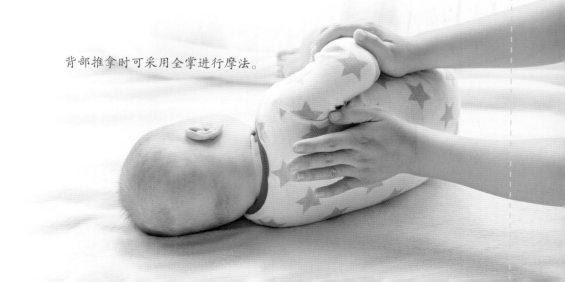

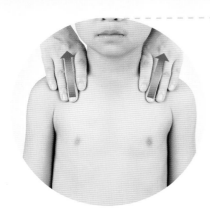

8 拿法

【操作手法】捏而提起谓之拿。以拇指与食指、中指（三指拿）或与其余四指（五指拿）相对捏住一定部位，向上提起。拿时要求沉肩、垂肘，拿起方向为向上，可同时或交替拿起，快拿快放，节奏感强。

【推拿要诀】重要的放松及消除疲劳手法，具有疏通经络、活血化瘀之功，用于肢体疼痛、强直，肩背酸楚等。拿的方向为向上向外，有升提气机、发散外邪的作用。在腹部可拿起多余脂肪，有减肥助消化之功。

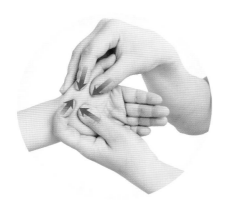

9 捏挤法

【操作手法】以双手拇指、食指共四指，对称置于穴位四周，同时用力向穴位中央推挤称捏挤法。两手四指要对称。穴位在正中央，四指在穴位周围的正方形的四个角上。

【推拿要诀】用于孩子发热、中暑、神昏、感冒等。消导之力较强，用于积滞、痰浊、流涎、肥胖等。一般穴位操作10~20次即可。对于高热、中暑则捏挤至局部见痧为度。该法一般用于推拿结束之时。

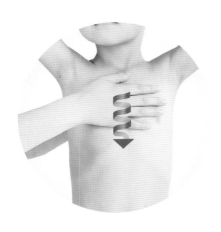

10 搓法

【操作手法】在夹持基础上的来回运动为搓法。其法用双手掌夹持孩子一定部位，相对用力，快速搓揉，并做上下往返移动。夹持松紧适度。双手用力均衡。搓动要快，移动要慢。

【推拿要诀】运用于柱状部位，如上肢、下肢、胸廓和胁肋等。用于四肢活血化瘀，放松肢体。用于胸廓和胁肋能顺气、化积、化痰、消痞、散结。操作时，切忌粗暴，不用蛮力。如孩子不合作，或哭闹，不宜在胸胁部操作，以免岔气伤。

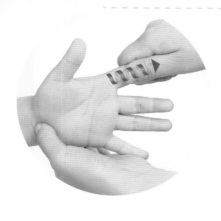

11 捻法

【操作手法】拇指和食指相对，先捏住，再均匀和缓来回捻揉的方法称捻法。着力对称，流畅自然。捻动速度快，移动较慢，连贯而不停顿，即紧捻慢移。

【推拿要诀】适用于手指、足趾。捻动有舒筋活络，畅通气血之功。用于指趾损伤、疼痛等。捻耳与依次捻手指与脚趾，是重要的调节心神，健脑益智之法，用于小儿脑瘫、语言障碍、耳鸣耳聋、小儿多动等。手法灵活，夹持不能太紧也不能太松，手法不可呆滞。

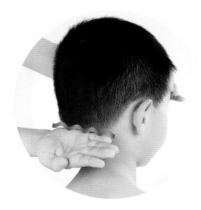

12 振法

【操作手法】对穴位或部位施以高频率振颤的方法。有掌振法和指振法。以指或掌吸定于某一部位或穴位。前臂强直性收缩，静力性振颤。操作者肢体表面静止或高频率来回抖动，孩子感觉局部振颤。

【推拿要诀】蓄力于掌或指，形神合一。振法先有点按，再行振颤。有了振颤，产生机械波，有利于点按刺激纵向（深透）和横向（扩散）传导。振颤使原有刺激变得柔和。频率很高，有消散之功。于肢体可通经活络、镇痛消炎；于脘腹能消积化浊、消痞散结；于小腹和腰骶可导引元气，以温补见长。

宝宝的脚很小，最好用单指进行推拿操作。

复式推拿手法

前面提到了常见的小儿推拿手法，临床还常常用到一些复式手法。复式操作手法步骤多，穴位多，又为小儿推拿所独有。以下我们就来学学常用的复式推拿手法。

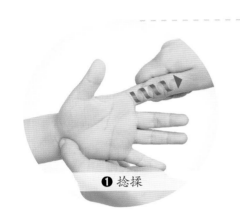
❶ 捻揉

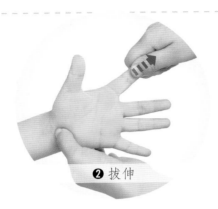
❷ 拔伸

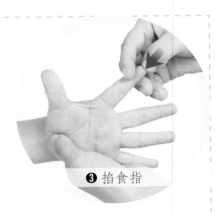
❸ 掐食指

1 调五脏

【操作手法】操作者一手捏住孩子小天心和一窝风。另一手拇指与食指相对夹持孩子拇指，先捻揉3~5次，至指尖拔伸1次。后依次经食指、中指、无名指至小指。再以拇指指甲从拇指至小指逐一掐3次为1遍。左右手各3~5遍。

【功效】此法能解表退热，主治外感发热，尤其是对6个月以内的婴儿，疗效较好。掐、揉、运五经，调节五脏的气血，以治疗脏腑相关疾病。操作此法时，可配合儿歌有节律地操作。

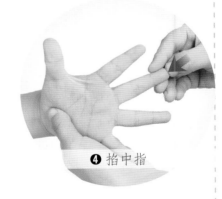
❹ 掐中指

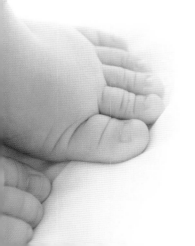

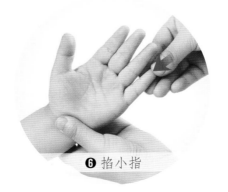
❻ 掐小指

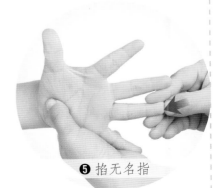
❺ 掐无名指

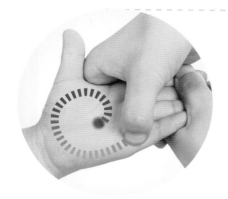

2 水底捞明月

【**操作手法**】以左手握持孩子左手四指。以右手拇指端自孩子小指指根，经小鱼际转至小天心，至大鱼际，转入内劳宫，按揉3次，后一拂而起，共操作约10次。亦可将冷水滴入孩子左手掌心，操作者以拇指指端旋推，边推边吹凉气。

【**功效**】有退热之功。用于小儿发热。

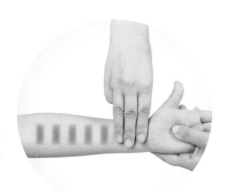

3 打马过天河

【**操作手法**】以中指运内劳宫数遍，后一手拇指按住内劳宫，一手食指、中指或食指、中指、无名指并拢沿前臂掌侧正中线，从腕横纹拍打至肘横纹，至局部红赤为度。

【**功效**】主要作用为退热、活络、通利关节。治疗孩子恶寒发热，手臂麻木，肘、腕关节活动不利等。

手部操作时，
记得一定要选宝宝的左手进行。

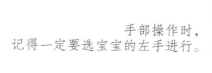

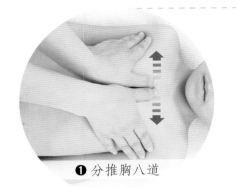

❶ 分推胸八道

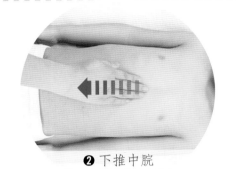

❷ 下推中脘

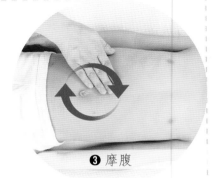

❸ 摩腹

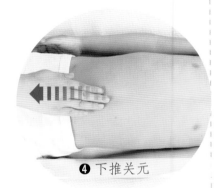

❹ 下推关元

4 开璇玑

【操作手法】❶ 分推胸八道：孩子仰卧。操作者先用两手拇指自孩子璇玑穴开始，沿胸肋间隙自上向下，分推至季肋部；❷ 下推中脘：从鸠尾向下经中脘直推至肚脐10余次。❸ 摩腹：以肚脐为圆心顺时针摩腹3~5次。❹ 下推关元：从肚脐向下推至小腹部10余次。以上为1遍，操作3~5遍。

【功效】主要作用为宽胸理气、健脾和胃，主治孩子胸闷咳喘、痰鸣气急、食滞胃痛、恶心呕吐、腹痛腹泻、便秘等症。

宝宝哭闹不配合时，
就不要继续推拿了。

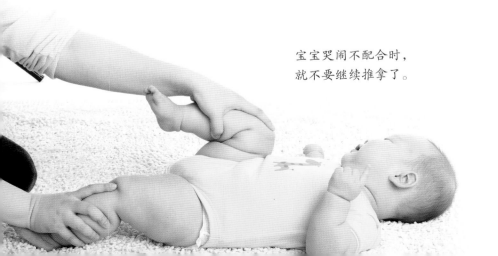

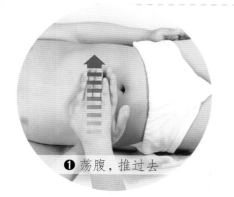

❶ 荡腹，推过去

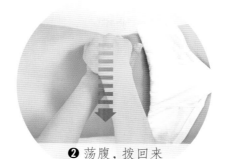

❷ 荡腹，拨回来

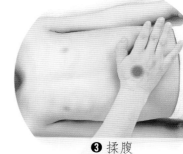

❸ 揉腹

5 脘腹部操作

【操作手法】❶❷ 荡腹：双掌重叠，横置于腹部，小鱼际着力。注意手掌斜向向下。操作时双掌同时先以掌根斜向45° 将腹部推向对侧，再用手指从对侧将腹部推荡拨回。推过去与拨回交替进行，并从上至下缓缓移动。❸ 揉腹：以单手全掌置于腹部回旋揉动，边揉边缓缓在腹部移动。称揉全腹。在揉动过程中，注意体会掌下感觉，如发现积聚或孩子疼痛与不适之处，可改用拇指定点振揉。❹ 摩腹：双掌重叠，或单掌置于腹部。以肚脐为圆心，肚脐至剑突距离的2/3为半径作圆，其圆周轨迹即为摩腹路径。❺ 下推腹：两手掌交替从鸠尾向下经中脘直推至肚脐。

此操作可根据病症不同，选择其中某个操作。

【功效】健脾胃，补肾，化积滞，止腹痛。

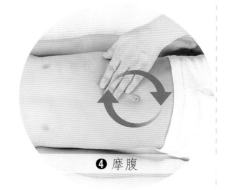

❹ 摩腹

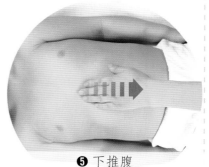

❺ 下推腹

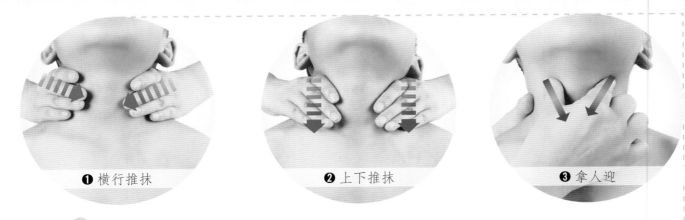

❶ 横行推抹　　　　❷ 上下推抹　　　　❸ 拿人迎

6 咽喉操作法

【操作手法】❶❷ 推抹喉结：抱孩子坐于腿上，背对操作者，操作者双手从两侧围住孩子颈部，以食指桡侧分别贴于喉结两侧，先横行推抹，去重回轻约1分钟，后以食指指腹在喉结两旁从上向下推抹10余次。❸ 拿人迎：取坐位或仰卧位，操作者以拇指与食指分别置于两侧人迎穴轻拿之，约1分钟。❹❺ 揉扁桃点及天突：以拇指、食指相对，置于两侧喉核穴，向扁桃体方向，揉3振1，最后轻揉天突1分钟。

此操作法会根据病症不同，选用其中某个或某几个操作。

【功效】利咽散结。

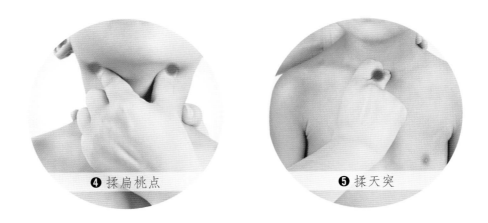

❹ 揉扁桃点　　　　❺ 揉天突

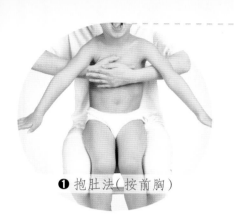

❶ 抱肚法（按前胸）

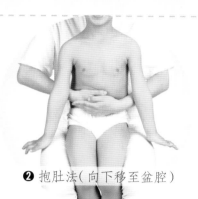

❷ 抱肚法（向下移至盆腔）

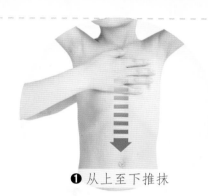

❶ 从上至下推抹

7 抱肚法

【操作手法】抱孩子同向坐于大腿上；嘱孩子两手交叉置于头上，或张开双臂，暴露胸胁与腹部。操作者两手从两侧环抱孩子。两手掌重叠按压于前胸。施术时，两手向后方挤压，同时配合挺胸挺腹，使孩子胸腹受到前后夹击。从胸廓开始逐渐向下移动，经腹腔直到盆腔为1遍。

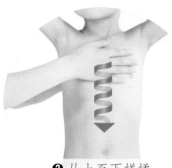

❷ 从上至下搓揉

8 肃肺法

【操作手法】双掌一前一后夹持住孩子前胸与后背，从上至下，依次推抹、搓揉、叩击。推抹5~8次，搓揉5~8次，叩击5~8次。

【功效】肃肺，降逆。主要治疗孩子肺失宣降所致的咳嗽、哮喘、咽喉不利。此法具有较好的排痰作用，对于不会吐痰的孩子尤为适宜。

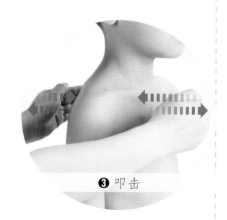

❸ 叩击

找准穴位，推拿功效不打折

小儿推拿特定穴为孩子特有，如肺经、肾经等五经穴。但有些穴位如太阳、百会、足三里等跟成人推拿穴位一样。找准穴位，妈妈们才能更迅速帮助孩子解脱痛苦。

头面部穴位

穴名	精准定位	常用操作	主要功效
天门	两眉中间至前发际成一直线	开天门	调节阴阳，祛风散邪
坎宫	自眉头起沿眉向眉梢成一横线	推坎宫	疏风解表，调节阴阳
太阳太阴	眉梢后凹陷处。左为太阳，右为太阴	揉太阳、太阴	疏风解表，调节阴阳
丝竹空	面部，当眉梢凹陷处	揉按丝竹空	明目祛风
睛明	目内眦内侧稍下方凹陷处	拿睛明	明目，通窍排脓
下关	面部耳前方，当颧弓与下颌切迹所形成的凹陷中，张口时隆起	揉下关穴	降浊
地仓	瞳孔直下，位于口角旁0.4寸	掐揉地仓、分地仓	流涎，止牙痛，止磨牙
承浆	下唇下，当颏唇沟正中凹陷处	掐揉承浆	生津敛液，舒筋活络
百会	头顶正中线与两耳尖连线的交点	摩、揉、推、振	醒脑开窍，升提阳气
囟（ xìn ）门	由顶骨和颞骨所围成的一个棱形凹陷	囟门推拿	祛风定惊，益智健脑

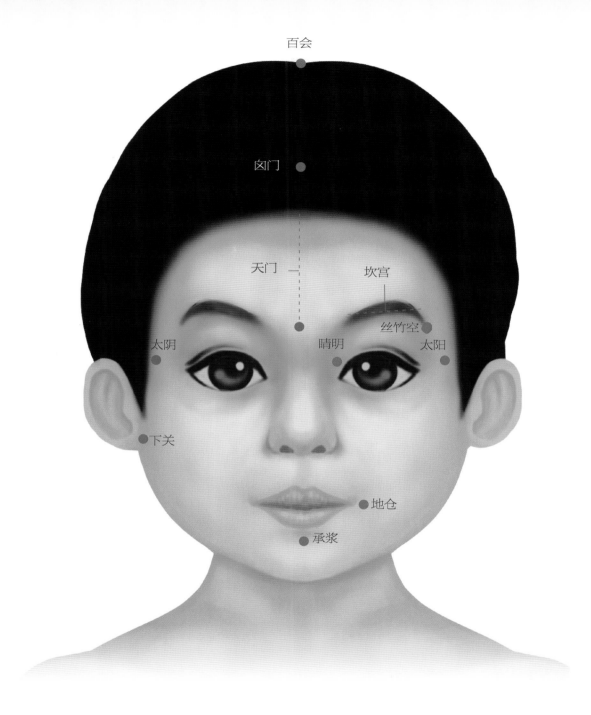

百会

囟门

天门　　坎宫

丝竹空

太阴　　晴明　太阳

下关

地仓

承浆

颈项部穴位

穴名	精准定位	常用操作	主要功效
廉泉	前正中线上，喉结上方，舌骨上缘凹陷处	点廉泉	约束阴液，养阴润燥
风府	后发际正中直上1寸，枕外隆凸直下	振揉风府	疏风解表，醒脑开窍
风池	胸锁乳突肌与斜方肌上端之间的凹陷	拿风池	发汗解表，祛风散寒
天柱骨	颈后发际正中至大椎成一条直线	清天柱骨	清热，降逆
肩井	大椎与肩峰端连线的中点，小儿推拿还指肩部大筋	拿肩井	发汗解表，宣通气血

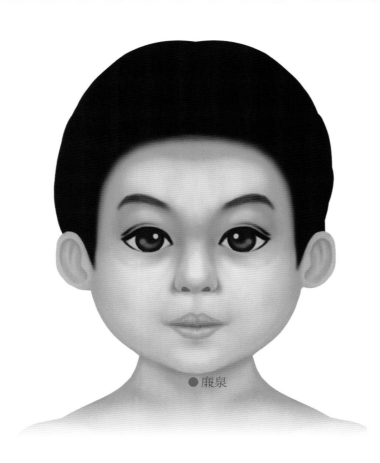
●廉泉

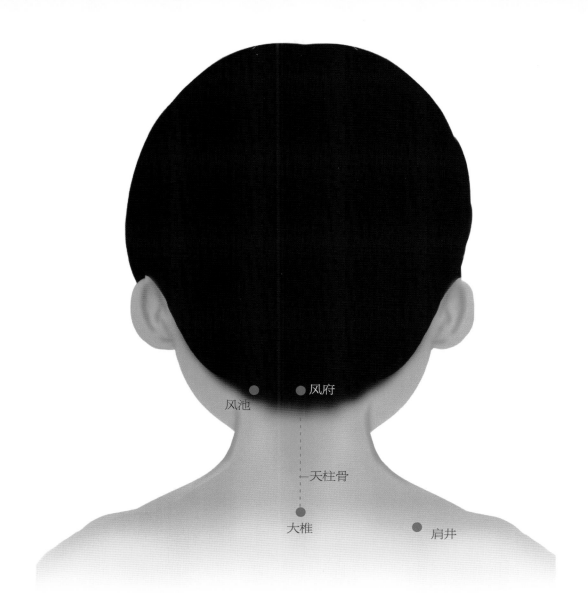

风府
风池
天柱骨
大椎
肩井

胸腹部穴位

穴名	精准定位	常用操作	主要功效
天突	人体正中，胸骨上窝	点揉天突	理气化痰，止咳平喘
缺盆	两锁骨上窝的凹陷处	点、揉、按缺盆	顺气化痰，镇咳平喘
璇玑	前正中线上，胸骨上窝下1寸	开璇玑	宽胸理气，止咳平喘
膻(dàn)中	位于前正中线上，平第4肋间隙，在两乳头之间	按揉膻中	理气顺气，止咳化痰
中脘	位于正中线上，脐上4寸	揉中脘，摩中脘	调中和胃，消食化积
天枢	肚脐旁开2寸	揉天枢	疏调大肠，理气消滞
气海	下腹部，前正中线上，肚脐下1.5寸	揉气海	益气壮阳，导赤通淋
肚角	脐下2寸，旁开2寸左右的大筋	拿肚角	镇痛，镇惊，消导
关元	下腹部，前正中线上，当脐下3寸	下关元	培补元气，泻浊通淋
脘腹	整个腹部	分推腹阴阳、挪、荡等	化积镇痛，解套叠
胁肋	两侧腋下广大区域，从腋下直至肋缘处	搓摩胁肋	疏肝解郁，行气化痰
胸	前胸后背所围成的区域，整个胸廓之所在	横擦前胸、抱胸法	化痰，止咳，平喘

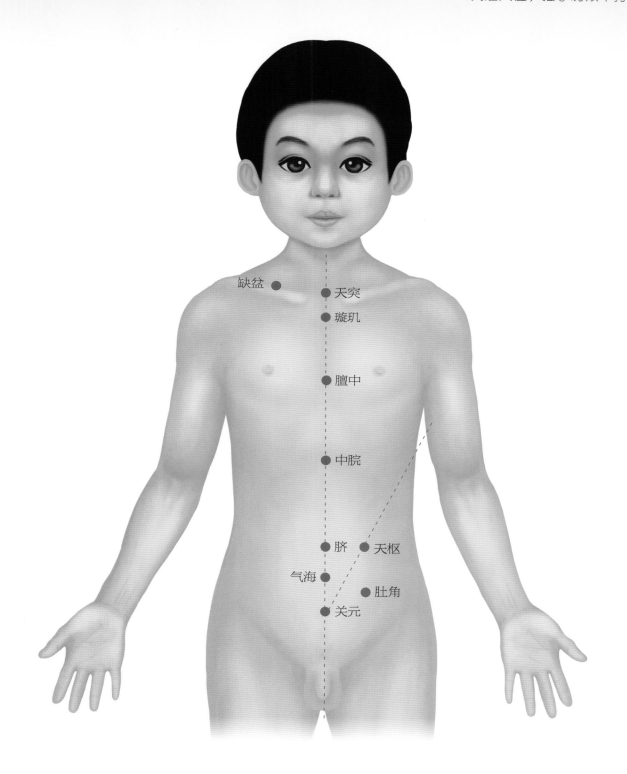

缺盆

天突

璇玑

膻中

中脘

脐 天枢

气海

肚角

关元

腰背部穴位

穴名	精准定位	常用操作	主要功效
大椎	后背正中线上，第7颈椎棘突下凹陷中	捏挤大椎，揉大椎	清热利咽，发汗解表
肺俞	第3胸椎棘突下旁开1.5寸，左右各一	点揉肺俞、横擦肺俞、降肺法	调肺气，止咳喘
膈俞	第7胸椎棘突下旁开1.5寸，左右各一	点揉膈俞	消疹，泄热，调二便
肝俞	第9胸椎棘突下旁开1.5寸，左右各一	点揉肝俞	疏肝养肝
胃俞	第12胸椎棘突下旁开1.5寸，左右各一	点揉胃俞	强化胃部功能
八髎（liáo）	腰骶部，即骶椎上、次、中、下4个骶后孔，左右各一	擦八髎、叩八髎	止泻，通便
七节骨	第4腰椎至尾骨尖的直线	振揉七节骨、下推七节骨、上推七节骨	上推七节骨为温为补为升，下推七节骨为清为泻为降
龟尾	尾椎骨下端凹陷中	点揉龟尾	止泻，通便
腰骶（dǐ）	臀部上缘水平面的脊椎及以下的所有脊椎骨，包括五块腰椎、一块骶骨和尾骨，是脊柱正中，皮带下部位	横擦腰骶	温热透腹，腹热透腰

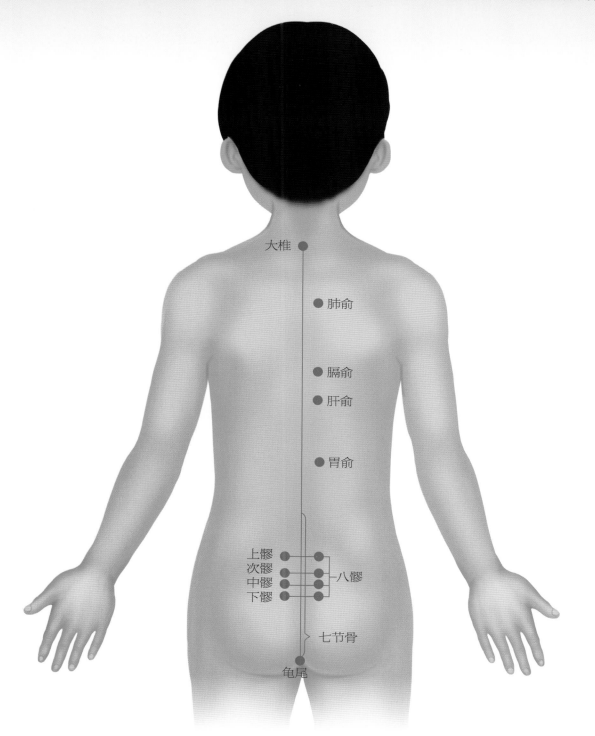

大椎

肺俞

膈俞

肝俞

胃俞

上髎
次髎
中髎 ── 八髎
下髎

七节骨

龟尾

上肢部穴位

穴名	精准定位	常用操作	主要功效
脾经	拇指螺纹面	补脾经，清脾经，清补脾经	调补脾胃，清热利湿
肝经	食指螺纹面	补肝经，清肝经，清补肝经	清肝，平肝，疏肝，镇惊
心经	中指螺纹面	清心经，清补心经，心肝同清	清心，退热，利尿，镇静，安神
肺经	无名指螺纹面	补肺经	调理肺卫，祛风散邪
肾经	小指螺纹面	补肾经，清补肾	补肾、健脑益智
十宣	指尖距指甲0.1寸处	掐十宣	清热，醒神，开窍，调理五脏
胃经	第1掌骨桡侧缘	清胃经	清胃，降逆，通腑
大肠	食指桡侧缘	清大肠，补大肠	调理肠道
小肠	小指尺侧缘，指尖至指根一条直线	清小肠，补小肠	下推为清，上推为补
四横纹	食指、中指、无名指、小指第1指间关节纹路处	掐揉四横纹	化积消疳
三关	前臂桡侧，腕横纹至肘横纹成一直线	推上三关	温里散寒，补益气血
天河水	前臂正中内侧，腕横纹至肘横纹成一直线	清天河水	清热，凉血，利尿
六腑	前臂尺侧缘，腕横纹至肘横纹成一直线	退六腑	通腑，泄热
小横纹	食指、中指、无名指、小指掌指关节横纹处	掐揉小横纹	化积，退热，除烦
内劳宫	掌心正中，屈指时中指尖下取穴	揉内劳宫	清热，凉血，镇惊

续表

穴名	精确定位	常用操作	主要功效
小天心	大小鱼际交接处凹陷	捣小天心	通经络，疏风解肌
内八卦	内劳宫为圆心，以其至中指根的2/3为半径，其圆周即为内八卦	顺运内八卦，逆运内八卦	顺气化痰，平衡阴阳
板门	手掌大鱼际中央（点）及整个平面（面）	捏挤板门，掐揉板门	消食化积导滞
总筋	腕横纹的中点处	掐总筋	镇惊，镇静

特别说明：廖氏推拿法中，手部操作都用孩子左手。此处为标穴清晰，左右手同时标穴。

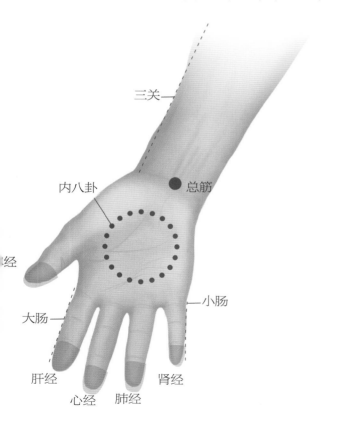

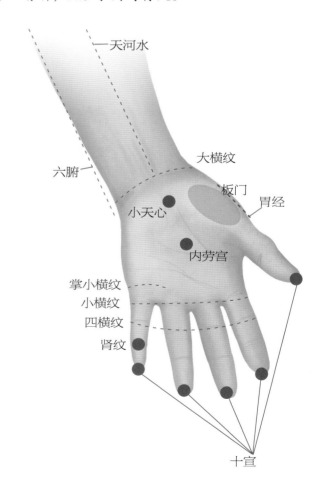

续表

穴名	精确定位	常用操作	主要功效
二扇门	手背处，中指根两侧凹陷中	掐揉二扇门	发汗解表，温中散寒
外劳宫	与内劳宫相对（和成人穴位不同）	揉外劳宫，双点内外劳宫	温阳散寒，升举阳气
二人上马	手背处，无名指与小指掌指关节后凹陷中	揉二人上马	滋阴养肾，利水通淋
一窝风	手背，腕横纹正中凹陷处	按揉一窝风	温经散寒，活血止痛
列缺	位于桡骨茎突外侧	拿列缺	发汗解表，镇痛开窍
左右端正	中指甲根两侧赤白肉际处，桡侧左端正，尺侧右端正	掐左右端正	端正止泻，右端正止呕
老龙	中指背，距指甲根中点1分	掐老龙	开窍醒神、退热止惊
外八卦	左手掌背中心周围，与内八卦相对	运外八卦	宽胸、理气、散结
五指节	掌背五手指中节横纹处	掐揉五指节	安神、定惊、化痰

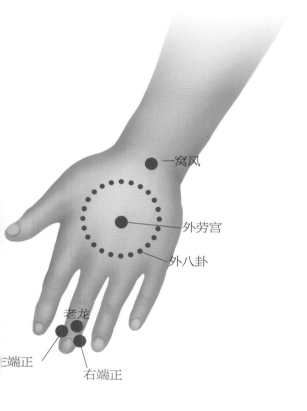

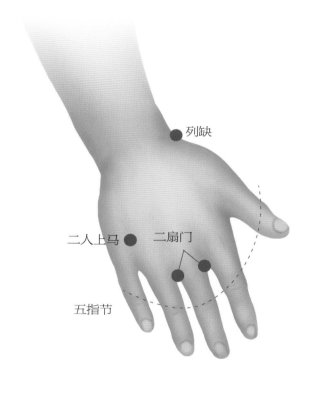

下肢部穴位

穴名	精确定位	常用操作	主要功效
涌泉	位于脚底，前1/3与中1/3交界处的凹陷中	点涌泉，摩涌泉	引火归原，滋阴补肾，除烦
箕门	大腿内侧，髌骨上缘至腹股沟成一直线	推箕门	清热利尿
足三里	外膝眼下3寸，胫骨旁开1横指处	点揉足三里	补益脾胃，和胃化积
三阴交	小腿内侧，踝关节上3寸	揉三阴交	养阴清热，通调水道
丰隆	外踝上8寸，胫骨前缘外侧1寸半，胫腓骨之间	点揉丰隆	化痰浊
阳陵泉	在小腿外侧，当腓骨头前下方凹陷处	扣拨阳陵泉	理气、活血
阴陵泉	在小腿内侧，当胫骨内侧踝下缘凹陷处	扣拨阴陵泉	止泻、化积
太溪	内踝与跟腱之间的凹陷	按揉太溪	补肾、养阴、敛汗

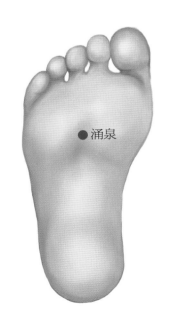

●涌泉

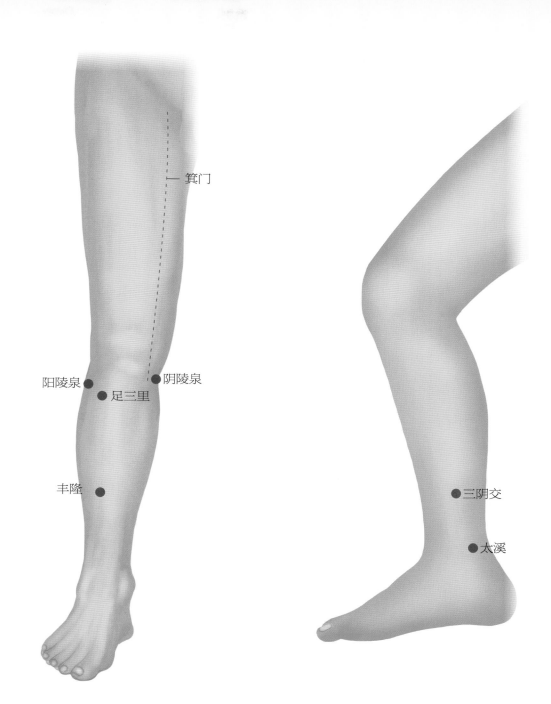

箕门

阳陵泉　　阴陵泉
　　足三里

丰隆

三阴交

太溪

找不准穴位，捏捏脊柱也不错

看到这儿，有些家长就着急了，每天工作那么忙，根本没时间学，全身推拿那么多穴位，我找不准怎么办？按错了会不会有副作用啊？有没有简单一点的？当然没有一劳永逸的推拿方法，但是这里却有一个方便又高效的推拿手法，它被老百姓们广泛地应用着，那就是捏脊。吃多了，不消化，提提背，很多家长在小时候都有过这样的经历，只是大家并没有意识到这就是中医，就是小儿推拿。而捏脊的功效也远远不只是大家想象中那么简单。让我们来了解一下神奇的捏脊。

何为捏脊

捏脊是一种古老而实用的推拿疗法，是老祖宗流传给我们的养生法宝。因为其操作是通过用手指提捏脊背上的皮肉完成，所以叫"捏脊"，又因为对治疗"积滞"一类病症效果特别好，又称"捏积"。

方法1：

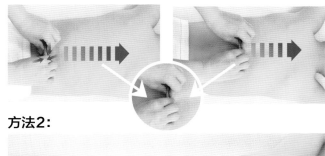

方法2：

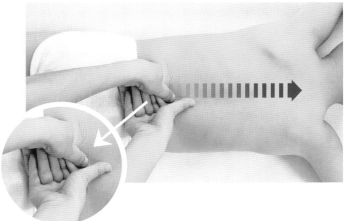

捏脊方法

被捏者俯卧在床上，掀起衣服，暴露整个腰背。操作者站在被捏者旁侧，两手沿着被捏者脊柱的两侧，捏起脊背上的皮肉，一边提捏，一边向前推进，由尾骶部的龟尾穴一直捏到颈项部的大椎穴，可重复数遍。具体操作手法有2种：

方法1.拇指后位捏脊法。以两手拇指置于脊柱两侧，从下向上推进；边推边以食指、中指捏拿起脊旁皮肤。

方法2.拇指前位捏脊法。双手食指、中指、无名指及小指屈曲并重叠，以食指第2指节垂直于脊柱正中，从下向上推进；边推边以两拇指交替夹持起脊柱正中皮肤。第2种捏脊法为"冯氏捏脊流派"代表手法。

第1种主要作用于夹脊穴与肾俞穴。第2种主要作用于督脉。

为了提高效果，经常配合捏3提1的方法，以加大刺激量，即每捏捻3次，便停止前行，用力向上提拉1次。

运用捏脊

1.能健脾和胃、行滞消积、促进消化吸收，防治厌食、积滞、腹泻、便秘、腹痛、呕吐等各种肠胃疾病。

2.能迅速鼓动、升发全身阳气，提高人体免疫力，防治感冒、咳嗽以及其他流行疾病。

3.能调和阴阳，增强神经系统调节全身的功能，改善睡眠，健脑益智，防治孩子夜啼、尿床、多汗、烦躁。

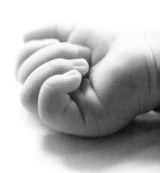

4.能调理、增强五脏六腑的功能，促进孩子生长发育，增强体质，防治营养不良、消瘦、贫血和各种虚寒性疾病。

5.能畅通脊背经脉、放松脊背肌肉、调整脊柱平衡，纠正孩子脊背姿势。

总之，捏脊是一种攻补兼施的手法，既可以扶正补虚，又可以驱邪泻实。

Tips　捏脊的注意事项

1.环境温度适宜，注意保暖，以防着凉。

2.初次操作，手法宜轻，次数宜少，避免孩子因疼痛哭闹而产生抵抗心理，捏过几次后可循序渐进，增加力度和次数。

3.一般捏脊法多3遍以上，冯氏捏脊为20遍。最后1遍操作时，捏3提1；提1时，力度深重，多有皮肤与筋膜剥离声响，这是筋膜之间的淤积黏结被松开的好现象。

4.持之以恒。一般情况均可每天1次或隔天1次，患有慢性疾病或体质虚弱者，最好养成天天定时捏脊的好习惯，久久行之，效果必然明显，体质必然得到显著改善。

别小看每天那几下很简单的捏脊动作，坚持一段时间后，您会明显感觉到孩子胃口好了，睡觉也更踏实了，抵抗力也有明显提升。

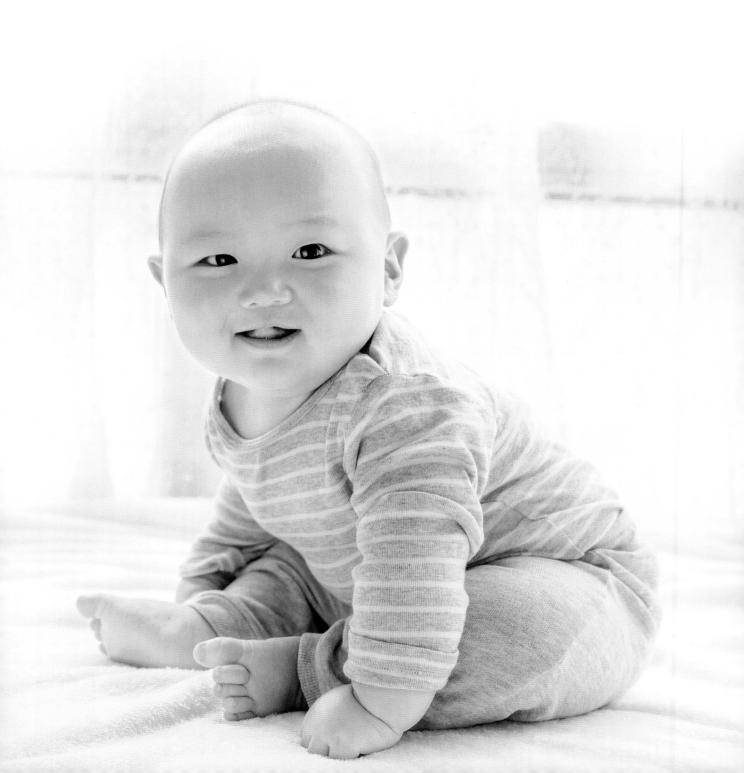

妈妈当医生，宝宝小毛病一捏就好

　　孩子是全家的重点保护对象，当孩子生病时，全家都紧张担心。这时候你会做什么？也许你首先想到的就是上医院，那么从现在开始，改变这种想法，让捏捏按按来解决宝宝日常生活中的小病小痛。

　　感冒怎么捏？发热怎么办？孩子吃饭不好有推拿办法吗？……70多种孩子常见病，廖教授为爸爸妈妈提供处方，解决烦恼，帮孩子解除生病的痛苦。

感冒发热 解表清热

Q 成成妈：我家孩子的抵抗力总是很差，从几个月开始就爱感冒发热，现在 4 岁了还那样，动不动就得输液，我每次都急得要命。试着吃了一罐牛初乳，刚开始觉得还有点效果呢，后来还是不行，这两天又在打吊针。想问一下廖教授怎么办？是缺什么吗？

廖教授支招

感冒发热是孩子最常见的疾病之一。感冒发热主要由于体虚，抵抗力差时，气温骤变，人体无法适应，邪气乘虚而入，导致孩子感冒，从而引起一系列发热症状。发热为阳热太过，应当用清热泄火来解决。感冒发热起病急，病程短，属实证。其实感冒发热对人体也有一定好处，发热时人体免疫功能明显增强，这有助于清除病原体和促进疾病的痊愈。因此，只有当体温超过 38.5℃时，才要注意控制体温。如果孩子经常感冒发热，妈妈们平时要注意增强孩子的抵抗力。

我的处方

- 清肺经、水底捞明月、清天河水、清天柱骨、拿风池、摩涌泉。
- 手法从重从快。
- 以白酒或凉水作介质。
- 治疗时适当补充水分。

加减方

怕冷恶寒

外感风寒，表现为发热时怕冷，头身不适，咳嗽、流涕、喷嚏、舌苔薄。可加揉外劳宫、拿列缺、推上三关。

咽喉肿痛

外感风热，表现为发热汗出，咽喉肿痛，口渴，舌质红。可加双凤展翅法。双凤展翅，操作者以两手中指、食指，捻孩子两耳数次，并向上提。捻 3 提 3，提毕，依次按揉承浆、颊车、听会、太阳、印堂、人中。

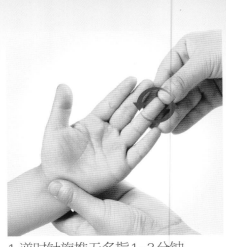

1. 逆时针旋推无名指1~3分钟。

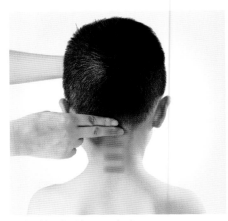

4. 轻拍后颈部20余次。

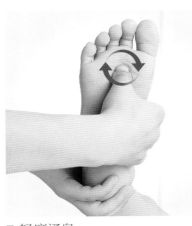

7. 轻摩涌泉。

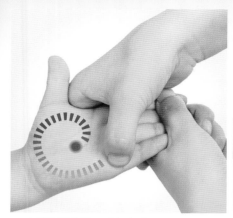

2. 水底捞明月10次左右。

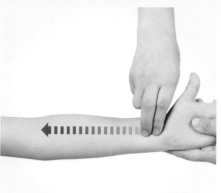

3. 从腕横纹中点推至肘横纹中点2~3分钟。

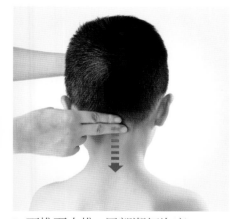

5. 下推至大椎，局部潮红为度。

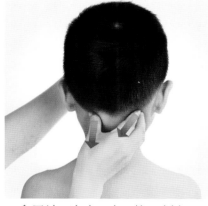

6. 拿风池3次点1次，共1分钟。

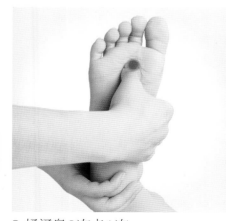

8. 揉涌泉3次点1次。

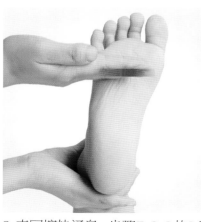

9. 来回擦热涌泉。步骤7、8、9共2分钟。

1 2 3
4 5 6
7 8 9
推拿顺序

推拿及其定位

1 清肺经： 肺经，位于无名指螺纹面。用右手拇指指腹逆时针旋推1~3分钟。

2 水底捞明月： 以左手握持孩子左手，以右手拇指端自孩子小指指根，经小鱼际转至小天心，至大鱼际，转入内劳宫，按揉3次，后一拂而起，共操作10次左右。

3 清天河水： 一手拇指按于内劳宫，另一手拇指或食指、中指，从腕横纹中点推至肘横纹中点2~3分钟。

4 5 清天柱骨： 一手扶孩子前额，另一手先以食指、中指并拢轻拍后颈部20余次，然后由后发际线推至大椎，局部潮红为度。

6 拿风池： 风池，位于胸锁乳突肌与斜方肌上端之间的凹陷处。一手扶孩子前额，一手拇指与食指相对，拿风池，拿3点1。点时方向直指大脑中央，操作1分钟。

7 8 9 摩涌泉： 涌泉，位于脚底，前1/3与中1/3交界处的凹陷中。先以拇指轻摩涌泉；后点揉之，每揉3点1；后以手掌侧面横擦至透热。共2分钟。

积食发热 清胃肠热

Q 可可妈妈：我们家孩子经常发热。过去都用退热药，特别是美林。用后可以退热，但不久热又起来了。你说感冒吧，他不流鼻涕，不打喷嚏，不咳嗽，我简直搞不懂了。廖教授能告诉我这是什么原因呢？

廖教授支招

孩子没有一点感冒症状的发热，首先应该想到积食发热。积食发热的热是因为过多的食物堆积在胃肠道中产生的，是爸爸、妈妈、爷爷、奶奶喂出来的。积食发热有四个特征：大多热度在 38.5℃ 以下；脘腹热，四肢凉；口臭与舌苔厚腻；一般有伤食史，有腹痛腹胀、烦躁等症状。既然积食发热是食物堆积生热，那么在治疗时首先要化掉积滞，同时要退热。化掉积滞用化积推拿法，退热用清法。

我的处方及疗效

● 化积推拿法：捏挤板门、掐揉四横纹、脘腹部操作。清法：清天河水、清天柱骨、退六腑、清胃经。

● 手法从重从快，在孩子最大忍受范围内操作。孩子啼哭，有利于发汗退热。

● 操作过程中或操作后腹泻、呕吐为积滞排出之征，不能止吐止泻。一般操作 1~3 次可愈。

● 忌食高蛋白、高脂食物，多饮米汤或水果汁。

● 热度过高时参考高热治疗。

加减方

伴便秘
积食引起的胃肠不消化，容易造成孩子便秘。可加清大肠、下推七节骨、揉龟尾。

伴呕吐
脾常不足，积食后容易引起呕吐，可加运内八卦、横纹推向板门。

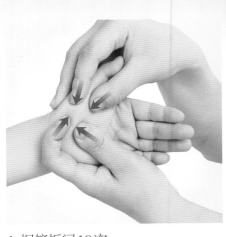

1. 捏挤板门10次。

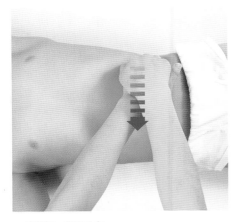

4. 荡腹，拨回来。

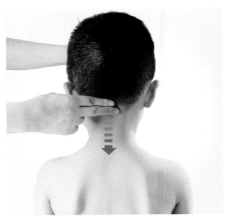

7. 轻拍后颈20余次后，下推至大椎，至局部潮红。

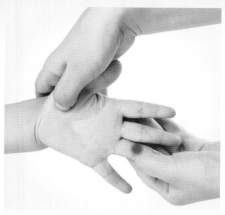

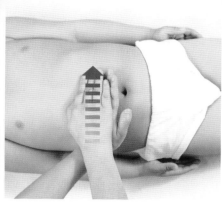

2. 从食指至小指逐一掐揉为1遍，共7遍。

3. 荡腹，推过去。

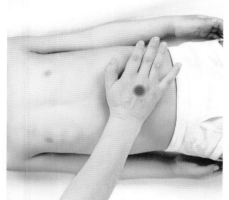

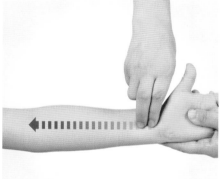

5. 揉腹约2分钟。

6. 从腕横纹中点推至肘横纹中点3分钟。

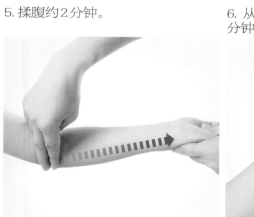

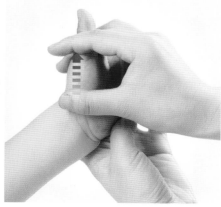

8. 从肘横纹推至腕横纹3分钟。

9. 从上至下推胃经3分钟。

1 2 3
4 5 6
7 8 9
推拿顺序

推拿及其定位

1 **捏挤板门：** 板门，位于手掌大鱼际中央（点）及整个平面。以双手拇食共四指相对，置于板门周围（正方形）同时向大鱼际中点推挤。捏挤10次。

2 **掐揉四横纹：** 四横纹，位于食指、中指、无名指、小指第1指间关节纹路处。用拇指逐一掐揉，每处揉3掐1。从食指至小指为1遍，操作7遍。

3 4 5 **脘腹部操作：** 荡腹，双掌重叠，横置于腹部。操作时双掌同时先以掌根斜向45°将腹部推向对侧，再用手指从对侧将腹部推荡拨回。推过去与拨回交替进行，并从上至下缓缓移动。揉腹，以单手掌根置于腹部回旋揉动约2分钟，边揉边缓缓在腹部移动。如发现积聚或孩子疼痛与不适之处，可改用拇指定点振揉。

6 **清天河水：** 一手拇指按于内劳宫，另一手拇指或食指、中指，从腕横纹中点推至肘横纹中点3分钟。

7 **清天柱骨：** 一手扶孩子前额，另一手先以食指、中指并拢轻拍后颈20余次，然后由后发际线推至大椎。局部潮红为度。

8 **退六腑：** 一手握其手腕，另一手食指、中指指腹从肘横纹推至腕横纹3分钟。

9 **清胃经：** 胃经，位于第一掌骨桡侧缘。一手叉于孩子虎口以固定之，另一手拇指快速从上至下推3分钟。

高热 降体温

Q 越越妈妈：孩子2岁，前天晚上发热到39.5℃，有点流鼻涕，去医院看后退了热，昨天看着精神还可以，也能吃东西，但还是有点热。廖教授，请问我该怎么办？

廖教授支招

高热是指腋温在39.1~41℃，41℃以上是超高热。高热是急症重症！孩子大脑皮质发育不全，热而不受能力差，常常引起惊厥和昏迷，可引起大脑细胞死亡，因此高热会留下严重后遗症。对此家长不要慌张，可试试下面的方法：❶ 物理降温。可冷敷降温、酒精擦拭，或用温水洗浴。❷ 药物降温，遵医生提供的药方。❸ 保水降温。保水最好的方法是吃西瓜。西瓜的成分肯定比单纯输液输入的糖和盐好些。在孩子高热的时候，可以采用西瓜补水法。其次是喝水，可在饮水中加入葡萄糖和少许食盐。如果小孩高热，还伴有呕吐，喝不进水，那输液就是最好保水方法了。当然，无论哪种方法，目的都是为了让孩子尽快退热。因此，推拿退热，也要以降温为主。

我的处方

- 推桥弓、水底捞明月、打马过天河、退六腑、推箕门、推上三关、清天柱骨。
- 手法从重从快。
- 以白酒或凉水作介质。
- 推拿过程中孩子哭闹有利于出汗，应合理利用之。
- 夜间高热的孩子多半与饮食有关，所以应以清淡饮食为主。
- 对危及孩子健康的急性传染性疾病所导致的发热，应及早诊断，切勿延误病情。

加减方

伴有抽搐

伴有抽搐时，需熄风开窍，可加掐人中和掐总筋各10次。

伴有神情昏困

神昏时，可加掐攒竹、点风府。

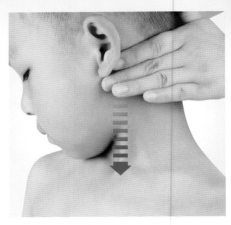

1. 推桥弓10次。

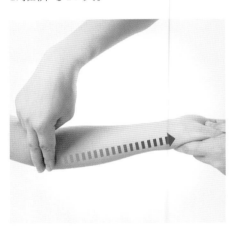

4. 从肘横纹推至腕横纹3分钟。

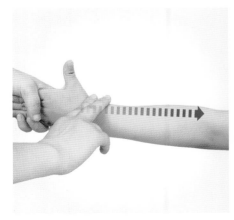

7. 从腕横纹推至肘横纹3~5分钟。

①②③
④⑤⑥
⑦⑧⑨
推拿顺序

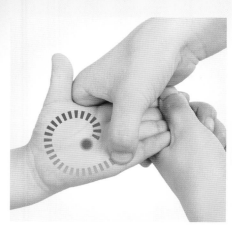

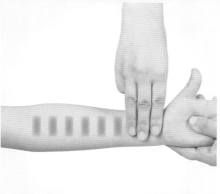

2. 水底捞明月10次左右。

3. 从腕横纹拍打至肘横纹3分钟。

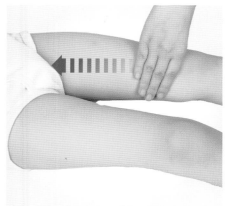

5. 自髌骨上缘上推至腹股沟。

6. 自下而上轻拍大腿内侧，至局部潮红。

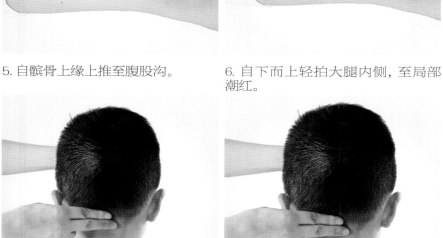

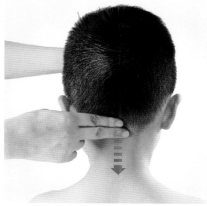

8. 轻拍后颈20余次。

9. 下推至大椎，局部潮红为度。

推拿及其定位

1 **推桥弓：** 桥弓，沿胸锁乳突肌走形的直线。以食指、中指、无名指自耳后乳突沿胸锁乳突肌缓慢推向胸锁关节10次。

2 **水底捞明月：** 以左手握持孩子左手，以右手拇指端自孩子小指指根，经小鱼际转至小天心，至大鱼际，转入内劳宫，按揉3次，后一拂而起，共操作10次左右。可同时向手心吹凉气。

3 **打马过天河：** 以中指运内劳宫数遍，后一手拇指按住内劳宫，一手食指、中指、无名指沿前臂掌侧正中线，从腕横纹拍打至肘横纹3分钟，至局部红赤为度。

4 **退六腑：** 操作者一手握其手腕，另一手食指、中指指腹从肘横纹推至腕横纹3分钟。

5 **6** **推箕门：** 箕门，位于大腿内侧，髌骨上缘至腹股沟成一直线。先以食指、中指、无名指、小指四指自髌骨上缘向上推至腹股沟。后以四指沾少许凉水从下至上轻轻拍击大腿内侧，至局部潮红。

7 **推上三关：** 操作者一手握孩子手指，另一手食指、中指并拢从腕横纹推至肘横纹3~5分钟。

8 **9** **清天柱骨：** 一手扶孩子前额，另一手先以食指、中指并拢轻拍后颈部20余次，然后由后发际线推至大椎。局部潮红为度。

低热 益气养阴清热

果果妈：我家儿子总是低热，而且大多发生在晚上，出汗但就是不退热，这到底是怎么回事，我该怎么办？

廖教授支招

孩子低热指腋温在 37.5~38℃。比较而言，低热当然比高热好些。
人类的恒温是由大脑中的体温调节中枢通过产热和散热之间的平衡实现的。如果产热多了，散热功能马上增强，多余的热就散发掉了。现在发热，显然是产热多而散热不足。由于孩子体温调节中枢不健全，调节能力较弱，容易打破产热和散热之间的平衡而导致发热。
值得注意的是小儿生长发育旺盛，生长过程中总伴随着能量的聚集和释放。当能量积累到一定程度时，就会产生质变。质变时，多余的一部分能量将会以发热的形式表现出来。这是小儿时期特有的低热。只要没有其他病症，大可不必着急。
中医认为低热主要有气虚发热和阴虚发热。气虚了，热不起来。阴虚了，常常是自觉发热，但体温不会太高。
尽管是低热，但治疗思路仍然是"热者寒之"，运用清法。

我的处方

- 清肺经、心肝同清、水底捞明月、清天河水、推上三关、揉三阴交、摩涌泉。
- 手法力度适中，以微汗出、身微热为度。
- 多喝水或自制果汁，少食油腻及高蛋白饮食。
- 注意休息，不宜过度运动和活动。

加减方

长期低热
体质瘦弱、面色白、困倦、长期低热不退多为气虚发热。加拿肩井、拿血海、捏脊。

夜间发热
夜间低热或午后潮热多为阴虚。多手足心热，盗汗、心烦等。加补肾经、掐揉二人上马、推箕门。

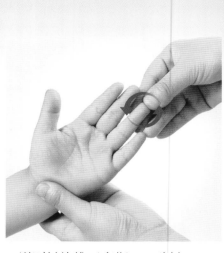
1. 逆时针旋推无名指1~3分钟。

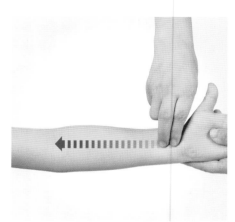
4. 从腕横纹中点推至肘横纹中点3分钟。

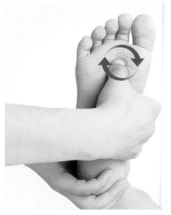
7. 轻摩涌泉。

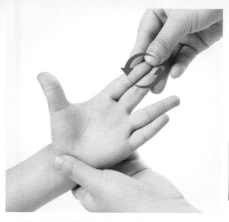

2. 逆时针旋推食指、中指1~3分钟。

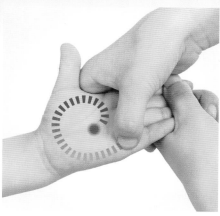

3. 水底捞明月10次左右。

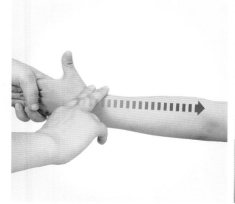

5. 从腕横纹推至肘横纹3~5分钟。

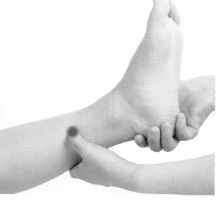

6. 揉三阴交3次按1次，共1分钟。

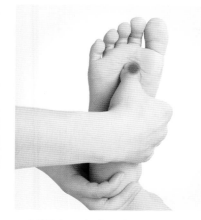

8. 揉涌泉3次点1次。

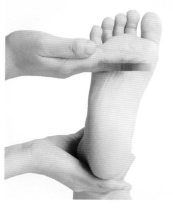

9. 来回擦热涌泉。步骤7、8、9共2分钟。

1	2	3
4	5	6
7	8	9

推拿顺序

推拿及其定位

1 清肺经： 肺经，位于无名指螺纹面，用右手拇指指腹逆时针旋推1~3分钟。

2 心肝同清： 左手固定孩子手腕，右手食指、中指、无名指并拢呈凹槽状固定住中指和食指，右手拇指逆时针旋转推动1~3分钟。

3 水底捞明月： 以左手握持孩子左手，以右手拇指端自孩子小指指根，经小鱼际转至小天心，至大鱼际，转入内劳宫，按揉3次，后一拂而起，共操作10次左右。

4 清天河水： 一手拇指按于内劳宫，另一手拇指或食指、中指，从腕横纹中点推至肘横纹中点3分钟。

5 推上三关： 操作者一手握孩子手指，另一手食指、中指并拢从腕横纹推至肘横纹3~5分钟。

6 揉三阴交： 三阴交，位于小腿内侧，踝关节上3寸。用拇指指腹点揉，可揉3按1，共1分钟。

7 8 9 摩涌泉： 涌泉，位于脚底，前1/3与中1/3交界处的凹陷中。先以拇指轻摩涌泉；后点揉之，每揉3点1；后以手掌侧面来回擦热。共2分钟。

反复感冒 增强肺卫功能

Q 春春妈妈：我家孩子 4 岁半，真是没少折腾我们一家子。隔三差五就感冒，外出哪怕一点风吹草动，回来就流鼻涕、打喷嚏、咳嗽。三天两头跑医院，和医院的医生都成为朋友了！我们孩子该怎样才能避免这种情况？

廖教授支招

这种情况叫小儿反复感冒。婴儿从母体中得到抵抗疾病的能力，在出生半年后减弱，自身的免疫功能又没健全，就进入了易感冒的阶段。病症表现为每年感冒 8 次以上，常常这次感冒还没有好，下次感冒又发生了，且每次感冒持续时间长。反复感冒的孩子会平时多汗、厌食、体质瘦弱。孩子反复感冒的关键原因是肺气弱，肺气一弱就无法有效地护卫皮肤与身体。所以，防治的关键就在于增强肺卫功能，即实卫固表。

我的处方

● 头面四大手法、擦头项之交、点揉肺俞、抱胸法、推上三关、揉外劳宫。
● 宜每天早晨操作。
● 每次操作约 30 分钟。坚持较长时间方能见效。
● 运用以上手法可以预防感冒，但并不等于杜绝感冒。感冒是人类不能完全适应自然变化引起的。自然的变化是永恒的，人类的适应性是相对的。永远不感冒是不现实的。但运用以上手法后感冒次数可减少，感冒症状可减轻，孩子的适应能力可明显增强。
● 加强耐寒能力训练，如洗浴冷水等。但一定要根据孩子情况循序渐进。

加减方

体质偏热

体质偏热表现为面红身热，多汗，喜欢运动，喜饮水，大便干燥，易扁桃体发炎，舌红，脉有力。易患风热感冒。这时宜养阴清解。加清天河水、清天柱骨。

体质偏寒

体质偏寒表现为怕冷，面色白，四肢常冰凉。易患风寒感冒，每次感冒都恶寒、头痛。宜温里散寒，可加黄蜂入洞。黄蜂入洞，一手扶其头顶，另一手食指和中指指腹着力，按揉小儿鼻孔下方。揉动 30 次左右。

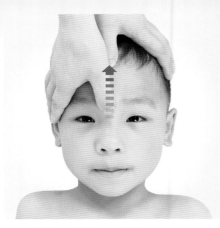

1. 两拇指交替推向发际24次。

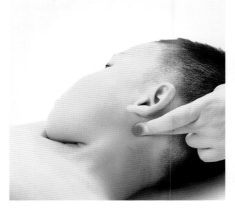

4. 揉耳背高骨50次。

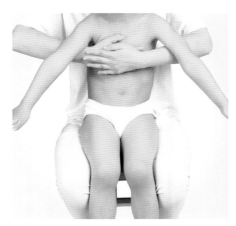

7. 抱胸法1分钟。

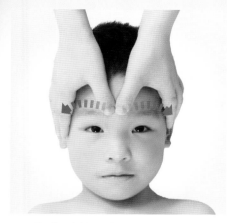

2. 两拇指分推坎宫64次。

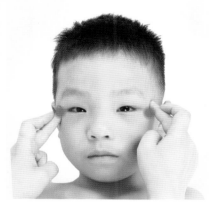

3. 揉太阳1~3分钟。

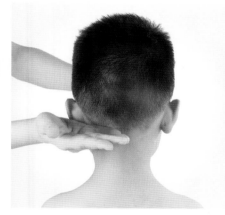

5. 来回擦动至透热。

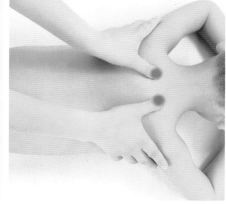

6. 点揉肺俞1分钟。

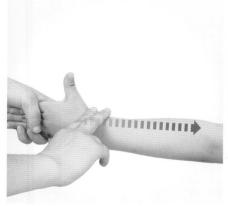

8. 从腕横纹推至肘横纹3分钟。

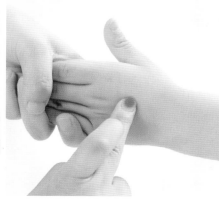

9. 中指点揉外劳宫2分钟。

1	2	3
4	5	6
7	8	9

推拿顺序

推拿及其定位

1 2 3 4 **头面四大手法:** 开天门,以两拇指在天门穴自下而上交替直推24次。推坎宫,两拇指自眉心向两侧眉梢推动,力度以皮肤发红为度,64次。揉太阳,以两拇指或中指指腹按揉,揉3按1,1~3分钟。揉耳背高骨,以两中指分别置于两耳背高骨穴,揉3掐1,操作50次。

5 **擦头项之交:** 头项之交即风池、风府所在连线。一手扶孩子前额,一手小鱼际横置于风池风府所在位置,快速来回擦动,边擦边移动,先擦一侧,再擦正后方,再到另一侧,直至擦遍整个枕部及侧方,透热为度。

6 **点揉肺俞:** 肺俞,位于背部,第3胸椎棘突下旁开1.5寸,左右各一。以两拇指点揉1分钟。

7 **抱胸法:** 抱孩子同向坐于腿上,两手掌重叠置于胸前,当两手掌用力快速向后按压时,配合挺胸挺腹,对胸腔进行夹击。随孩子呼气抱胸。

8 **推上三关:** 操作者一手握孩子手指,另一手食指、中指并拢从腕横纹推至肘横纹3分钟。

9 **揉外劳宫:** 外劳宫,与内劳宫相对。用拇指或中指揉2分钟。

感冒声音嘶哑 开声门

Q 龙龙妈：我家孩子 2 岁，每次感冒后都会声音嘶哑，且常常持续很多天。带他去医院，医生说嗓子没问题，是声带的问题。请问，声嘶是由什么原因引起的，与哭得厉害有关吗？

廖教授支招

声音来自喉咙，咽喉由肺所主。所以中医认为声音是肺的重要功能。肺在中医五行中属于金。金属碰撞会发出声音。古人想象声音的发出就像一面铜锣，如果人体遭遇邪气，或痰浊、瘀血、肝气肝火，就像铜锣被捂住，声音就闷了，就是金实不鸣。龙龙的声嘶每于感冒后发生就是这种情况。

如果人长期咳嗽，或剧烈咳嗽，或大哭大叫，或用嗓过度，导致肺肾阴虚，声带失去滋养，就像铜锣破碎了，也不会产生声音，也就是金破不鸣。无论是哪种，都是肺系和声带出了问题。都应该利咽喉，开声门。金实不鸣佐以祛邪、化痰、活血化瘀；金破不鸣，应该加以养阴润燥。

我的处方

● 清肺经、掐揉板门、咽喉操作法、清天河水、掐少商、点廉泉、拿列缺。
● 临床应重视咽喉操作，为推拿之特色，近治作用明显。有较好的利咽散结、清咽润嗓的疗效。但手法不宜太重，以孩子能忍受为佳。远端穴位手法适当重些。
● 治疗过程中孩子咳嗽或汗出为正常现象。
● 推拿 6 次左右仍然无效者，应去耳鼻喉科检查，排除其他疾患。

加减方

伴上火	剧烈咳嗽
加拿风池、搓摩胁肋、横擦肺俞。	加揉二人上马、捏挤大椎。

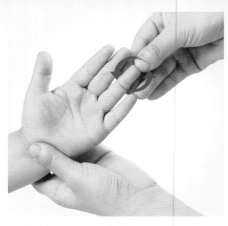

1. 逆时针旋推无名指1~3分钟。

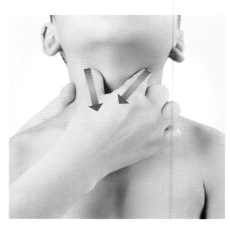

4. 轻拿人迎约1分钟。

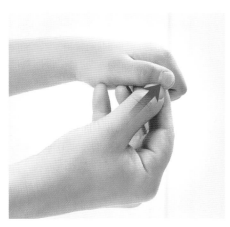

7. 拇指指甲掐少商15~20次。

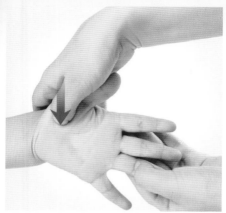

2. 揉板门3次掐1次，共1~3分钟。

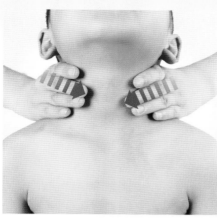

3. 横行推抹喉部约1分钟。

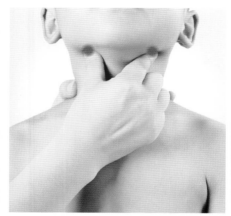

5. 点揉扁桃点1分钟。

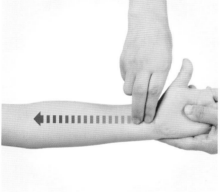

6. 从腕横纹中点推至肘横纹中点3分钟。

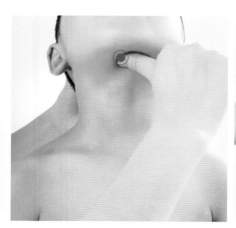

8. 点按廉泉10次。

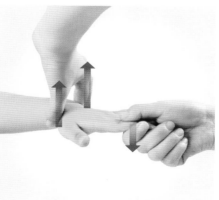

9. 一上一下拿列缺2分钟。

1 2 3
4 5 6
7 8 9
推拿顺序

推拿及其定位

1 **清肺经：**肺经，位于无名指螺纹面。用右手拇指指腹逆时针旋推1~3分钟。

2 **掐揉板门：**板门，位于手掌大鱼际中央（点）及整个平面（面）。用拇指或中指端揉掐板门，多揉3掐1，共1~3分钟。

3 4 5 **咽喉操作法：**抱孩子坐于腿上，背对操作者，操作者双手从两侧围住孩子颈部，以食指桡侧分别贴于喉结两侧，先横行推抹，去重回轻约1分钟；后以拇指与食指分别置于两侧人迎穴轻拿之，约1分钟；点揉扁桃点，以拇指、食指相对，置于两侧扁桃点，向扁桃体方向，揉3振1，共1分钟。

6 **清天河水：**一手拇指按于内劳宫，另一手拇指或食指、中指，从腕横纹中点推至肘横纹中点3分钟。

7 **掐少商：**少商，位于拇指桡侧指甲根旁0.1寸。用拇指指甲掐15~20次。

8 **点廉泉：**廉泉，位于前正中线上，喉结上方，舌骨上缘凹陷处。一手中指或拇指端点按廉泉10次。

9 **拿列缺：**列缺，位于手腕尺侧和桡侧对称的两个点。一手握住孩子手腕，一手拇指与食指相对卡于列缺，两手协调用力，一上一下拿2分钟。

睡觉时鼻塞
通畅鼻窍

　　睡觉时鼻塞的原因很多，外感风寒、风热、患有鼻炎等，都会让孩子在晚上鼻塞而呼吸不畅。由于病理位置均在鼻部，所以要通畅鼻窍。

1.头面四大手法： 开天门、推坎宫、揉太阳、揉耳背高骨。（详见78~79页）

2.双点门： 囟门，位于前发际正中上2寸；脑门即风府，位于后发际正中直上1寸。右手拇指点按风府，左手食指、中指、无名指轻弹囟门，双手同时操作1分钟。

3.揉掐山根： 山根，位于两目内眦连线中点。以拇指指甲揉掐1分钟。

4.擦鼻旁： 将食指、中指指腹置于鼻旁，来回运动，反复擦至皮肤发红，约1分钟。

5.揉鼻通： 鼻通，位于鼻翼上，当鼻软骨尽头，左右各一。揉3按1,2分钟。

6.扳鼻梁： 一手拇指置于一侧鼻翼，另一手拇指置于对侧鼻根部。两拇指同时用力向对侧推挤扳动鼻梁约20次。

注意事项

治疗期间宜清淡饮食，避寒保暖，保持鼻腔清洁，雾霾较重时减少户外活动。

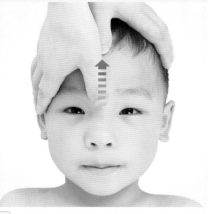

1　两拇指交替推向发际24次。（其余操作见78~79页）

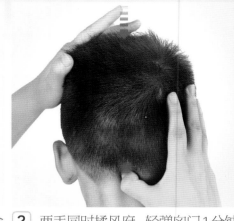

2　两手同时揉风府、轻弹囟门1分钟。

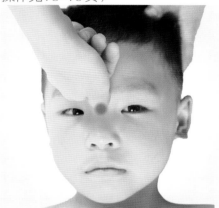

3　揉掐山根1分钟。

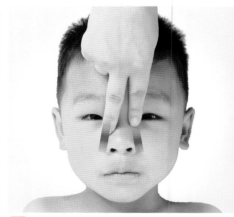

4　来回擦动鼻旁约1分钟。

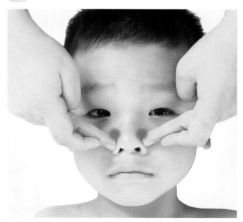

5　揉鼻通3次按1次，共2分钟。

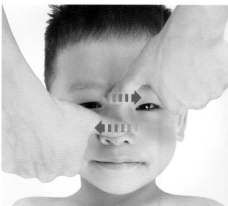

6　一上一下扳动鼻梁20次左右。

冻疮 温经散寒

冻疮是由于天寒地冻，人体气血凝滞形成，因此治疗上就以驱散体内寒邪，温养人体阳气为主。

1.摩丹田： 丹田指整个小腹部。以单手或双手重叠置于小腹部，顺时针与逆时针各摩揉2分钟。

2.揉外劳宫： 外劳宫，与内劳宫相对。用拇指或中指揉2分钟。

3.推上三关： 操作者一手握孩子手指，另一手食指、中指并拢从腕横纹推至肘横纹3分钟。

4.拿肩井： 肩上大筋即为肩井。双手拇指和其余四指相对拿住大筋。轻快向上拿起1分钟。

5.摩涌泉： 涌泉，位于脚底，前1/3与中1/3交界处的凹陷中。以拇指轻摩涌泉1分钟。

6.捏脊： 操作部位从龟尾至大椎；以两手拇指置于脊柱两侧，从下向上推进，边推边以食指、中指捏拿起脊旁皮肤；操作3~6遍，最后1遍操作时，捏3提1，提1时，力度深重。

注意事项

做好防寒保暖。受冻后不要立即烤火或浸泡于热水里，防止溃烂成疮。冻疮瘙痒明显，切忌用手抓挠，以免皮肤破损感染。如果冻疮已经溃烂，可选用硼酸软膏或红霉素软膏外涂。

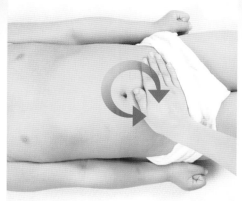

1 顺时针、逆时针各摩丹田2分钟。

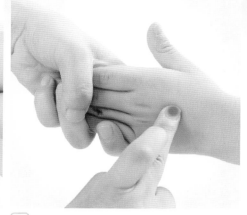

2 中指揉外劳宫2分钟。

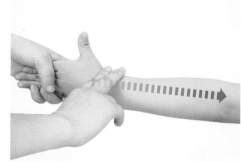

3 从腕横纹推至肘横纹3分钟。

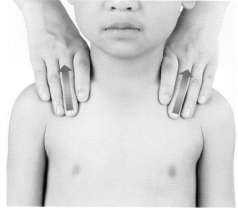

4 轻快拿起肩井1分钟。

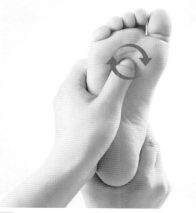

5 轻摩涌泉1分钟。

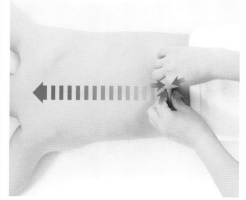

6 从下向上捏脊3~6遍。

发热咳嗽或发热后咳嗽 清热养肺

Q1
兰兰妈：小孩着凉后发热咳嗽，吃药都没效。已经推了三天。热是退了，但阵咳不断，好像越来越重。热退了，为什么又咳嗽不停，甚至有时咳嗽还会加重呢？

廖教授支招

这种咳嗽总与发热相联系。发热为阳热太甚，是热毒的表现。首先要清热解毒，这可以用推拿的方法。阳热一旦发散和清解，就可以很快控制发热。不过，热是控制了，但热毒却未必清扫干净，中医称这个为余热未尽。热毒还在，肺难于清肃，所以咳嗽出现或原有咳嗽加重。好在热退了，只要经过一段时间的推拿，咳嗽也会好起来的。长期的临床观察发现，这种咳嗽需要 1~2 周的调理时间。治疗这种咳嗽的主要方法为清热养肺。

我的处方
- 清肺平肝、清天河水、逆运内八卦、点揉天突、肃肺法、点揉肺俞。
- 整个操作约 20 分钟，手法力度中等。
- 忌食辛辣燥热、油腻之物。多吃梨、西瓜等水果。

Q2
华华妈：我家华华 10 个月，没有任何症状就突然发热，去医院打了 3 天针，现在热退了，但却出现咳嗽。这是为什么？该怎么办？

廖教授支招

热退了，但发热时炼液生成的痰却没有那么容易排出，痰还停留在肺和支气管中，哪有不咳嗽的呢？发了一场热，肺、皮肤、气管、支气管、咽喉和鼻都受到了伤害。热退了，但肺这个系统的损伤还没有恢复，总会有这样或那样的问题，咳嗽就是肺系受到伤害的表现之一。这时候就需要化痰顺气、滋养肺阴。

我的处方
- 清肺平肝、清天河水、逆运内八卦、点揉天突、肃肺法、点揉肺俞。
- 整个操作约 20 分钟，手法力度中等。

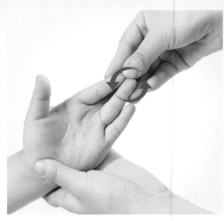

1. 逆时针旋推食指、无名指3~5分钟。

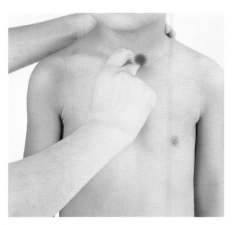

4. 点揉天突约1分钟。

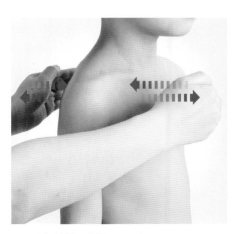

7. 叩击前胸后背5~8次。

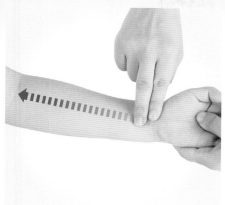

2. 从腕横纹中点推至肘横纹中点 2分钟。

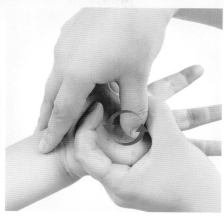

3. 逆时针运内八卦2分钟。

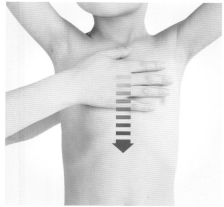

5. 从上至下推抹前胸后背5~8次。

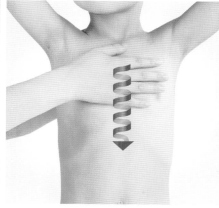

6. 从上至下搓揉前胸后背5~8次。

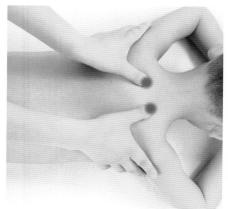

8. 点揉肺俞约1分钟。

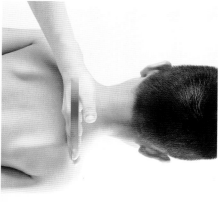

9. 横擦肺俞至发热。

1	2	3
4	5	6
7	8	9

推拿顺序

推拿及其定位

1 **清肺平肝:** 左手固定孩子手腕,右手食指、中指、无名指并拢呈凹槽状固定住食指和无名指,右手拇指盖住两穴逆时针旋转推动3~5分钟。

2 **清天河水:** 一手拇指按于内劳宫,另一手拇指或食指、中指,从腕横纹中点推至肘横纹中点2分钟。

3 **逆运内八卦:** 一手拇指、食指围成圆圈,另一手拇指指腹快速逆时针运2分钟。力度稍重,带动深层肌肉运动。

4 **点揉天突:** 天突,位于前正中线上,胸骨窝上方的凹陷中。以中指或拇指轻轻点揉约1分钟。

5 6 7 **肃肺法:** 双掌一前一后挟持孩子前胸后背,从上自下依次推抹、搓揉、叩击各5~8次,以上为1遍,操作3~5遍。

8 9 **点揉肺俞:** 肺俞,位于背部,第3胸椎棘突下旁开1.5寸,左右各一。先以两拇指点揉约1分钟,后横擦至发热。

咳嗽无痰 滋阴润燥

Q 张爸：廖教授，我家孩子2岁3个月，咳嗽1周了，夜间咳嗽厉害，连声咳，甚至会咳醒。听着孩子喉咙不响，感觉没痰，但看着他满脸通红，憋气的样子，心里真着急，请问应该怎么办呢？

廖教授支招

中医认为，"咳嗽肯定有痰"。没见到痰，即所谓的干咳无痰，并不代表真的没有痰。干咳无痰其实是肺干燥了，津液丧失了，整个肺系，包括肺、气管和支气管、咽喉、鼻，甚至皮肤等通通得不到滋润，尤其是整个气道和肺都处于一种干燥状态。这时候痰也变得异常干燥，甚至牢牢黏附于气道上。因此孩子老觉得咽喉部有异物，才反复咳嗽，连声咳嗽，咳得满脸通红，声音嘶哑，甚至咳得痰中见血，或干呕。这是典型的燥热咳嗽或阴虚咳嗽。

这时候吃点水果，或喝点水，咳嗽就缓解了。这说明治疗这种咳嗽的根本方法在于滋阴润燥。

我的处方

● 清肺平肝、清天河水、肃肺法、水底捞明月、补肾经、揉二人上马、揉三阴交。

● 小儿推拿虽然有排痰镇咳的作用，但并不长于滋阴津、润肺燥。而治疗这种咳嗽依然要以滋阴润燥为主。可酌情运用柠檬、北五味、玄参、生地、茅草根、芦竹根、川贝、梨等煎水内服。

● 手法宜轻快。稍大小孩可边推拿，边嘱其做吞咽动作。

加减方

伴剧烈阵咳

痉挛性咳嗽是由于喉头水肿或喉头受刺激引起的咳嗽，表现为剧烈性阵咳，可引起孩子舌系带溃疡，眼结膜下出血。可加掐揉五指节，捣小天心、黄蜂出洞。

咽喉不利而咳

咽喉不利即咽喉不适，多由肺胃伏火所致。可加掐少商、捏挤板门，及咽喉操作法。

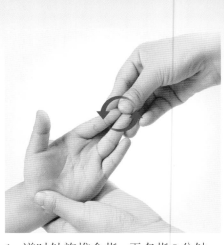

1. 逆时针旋推食指、无名指3分钟。

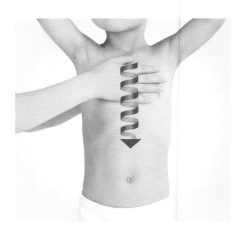

4. 从上至下搓揉前胸后背5~8次。

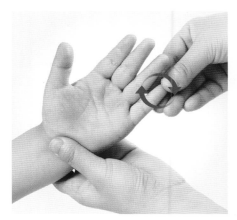

7. 顺时针旋推小指1~3分钟。

1	2	3
4	5	6
7	8	9

推拿顺序

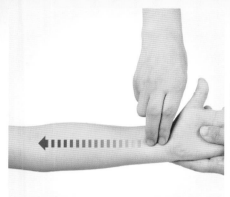

2. 从腕横纹中点推至肘横纹中点1分钟。

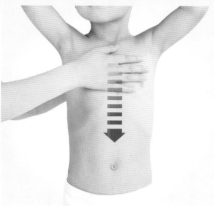

3. 从上至下推抹前胸后背5~8次。

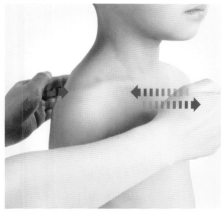

5. 叩击前胸后背5~8次。

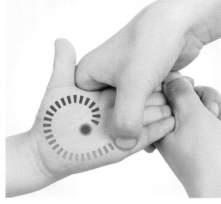

6. 水底捞明月3分钟。

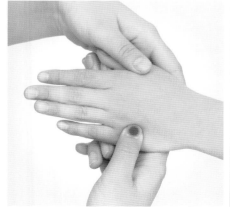

8. 拇指揉二人上马3分钟。

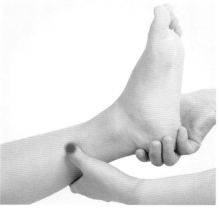

9. 揉三阴交3次按1次，共1分钟。

推拿及其定位

1 清肺平肝： 左手固定孩子手腕，右手食指、中指、无名指并拢呈凹槽状固定住食指和无名指，右手拇指盖住两穴逆时针旋转推动3分钟。

2 清天河水： 一手拇指按于内劳宫，另一手拇指或食指、中指，从腕横纹中点推至肘横纹中点1分钟。

3 4 5 肃肺法： 双掌一前一后挟持孩子前胸后背，从上自下依次推抹、搓揉、叩击各5~8次。以上为1遍，操作3~5遍。

6 水底捞明月： 以左手握持孩子左手，以右手拇指端自孩子小指指根，经小鱼际转至小天心，至大鱼际，转入内劳宫，按揉3次，后一拂而起，共3分钟。

7 补肾经： 肾经，位于小指螺纹面。左手固定孩子手腕，右手食指、中指、无名指并拢呈凹槽状固定住小指，右手拇指顺时针旋转推动1~3分钟。

8 揉二人上马： 二人上马，位于手背，无名与小指掌指关节后凹陷中。以拇指揉3分钟。

9 揉三阴交： 三阴交，位于小腿内侧，踝关节上3寸。用拇指指腹点揉，可揉3按1，共1分钟。

有痰咳不出 排痰为要务

Q 晶晶爸：廖教授你好，我家孩子1岁7个月，咳嗽5天了，咳声重浊，睡觉时可以听到很响的痰鸣音，明显感觉娃娃喉咙里有痰，但就是吐不来。你说该怎么办呢？

廖教授支招

孩子咳嗽一定有痰，这一类咳嗽主要由痰浊引起，具体表现为睡眠时呼吸声粗糙，喉咙里痰鸣声响，咳嗽剧烈时常常呕吐，舌苔很厚腻。咳嗽的本质是人体的排痰反应，是正常的保护性机制。引起孩子咳嗽有三个原因：一是饮食所伤，或凉胃，水排不出去而聚痰；二是体内有热，火热煎熬水液浓缩为痰；三是雾霾，雾霾吸入肺和支气管后，与其他分泌物胶结成痰。所以，这类咳嗽，不能止咳，应该直接化痰和排痰。我们开发的小儿推拿排痰、化痰法对这类咳嗽有很好的疗效。

我的处方

- 抱肚法、掐揉板门、顺运内八卦、点三凹（天突、缺盆）、开璇玑。
- 操作时手法宜重。如果孩子哭闹，有利于顺气。
- 操作时，孩子会常常呕吐。如果能将痰涎或食物吐出，咳嗽大多立刻缓解。但不能强行追求呕吐，以免孩子的身体受到伤害。
- 整个操作持续约10分钟。
- 应当忌食生冷瓜果。

加减方

伴口渴尿黄

孩子痰黄质稠，口渴，尿黄，或大便干结，可加清天河水、拍打天柱骨、点揉曲池。

喉间痰鸣，食少胸闷

痰多喘息，喉间痰鸣，食少胸闷，可咳穴催咳。该穴位为廖教授本人发明。操作方法为，将拇指横置于天突上约1寸，按揉并横向拨之，孩子受到刺激后立马会咳嗽，甚至呕吐。推拿时咳嗽了，呕吐了，痰涎排出来了，以后就不咳了。操作1~3次。见咳则止，因有痛苦，不宜作为常规方法运用。

也可运用抠痰法，其法用棉签或鸡翅毛，或手戴一次性手套，直接伸入孩子咽喉部，扫动或抠动，并马上退出，常能引起孩子咳嗽、吐痰涎。一为两手拇指置于颈后，其余四指并排纵向放于喉结两侧，轻轻拨揉，也能引起孩子咳嗽和呕吐。

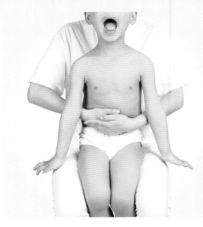

1. 抱肚法3~5次。

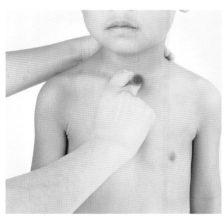

4. 揉天突3次按1次。

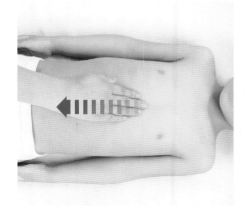

7. 从鸠尾经中脘推至脐10余次。

1	2	3
4	5	6
7	8	9

推拿顺序

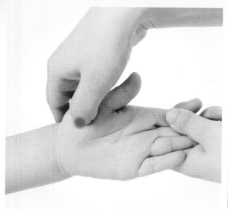

2. 揉板门3次掐1次，共2分钟。

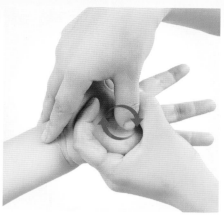

3. 顺时针运内八卦1~2分钟。

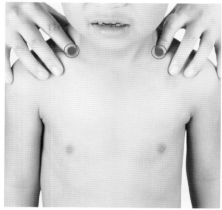

5. 节律性按揉缺盆10次。

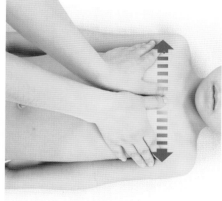

6. 两手拇指分推胸部，后沿胸胁向下推至季肋部。

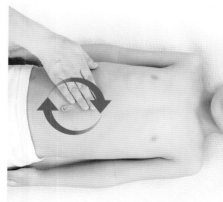

8. 顺时针摩腹3~5次。

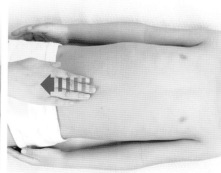

9. 从脐推至小腹10余次。步骤6、7、8、9为1遍，操作3~5遍。

推拿及其定位

1 抱肚法： 抱孩子同向坐于大腿上，操作者两手掌重叠按压前胸，两手向后方挤压，同时配合挺胸挺腹，使孩子胸腹受到前后夹击。从胸廓开始逐渐向下移动，经腹腔直到盆腔为1遍。此法操作时宜在孩子呼气，或哭泣时用力。操作3~5次。

2 掐揉板门： 板门，位于手掌大鱼际中央（点）及整个平面（面）。用拇指或中指端掐揉板门，揉3掐1，共2分钟。

3 顺运内八卦： 一手拇指、食指围成圆圈，另一手拇指指腹快速顺时针运作1~2分钟。

4 5 点三凹： 三凹，指天突穴及两侧缺盆。天突，位于前正中线上，胸骨上窝中央。以中指端按揉，揉3按1。缺盆，位于两锁骨上窝凹陷处。用食指或拇指节律性按揉10次。

6 7 8 9 开璇玑： 操作者先用两手拇指自孩子璇玑穴开始，沿胸肋间隙自上向下，分推至季肋部；再从鸠尾向下经中脘直推至肚脐10余次。再以肚脐为圆心顺时针摩腹3~5次。最后从肚脐向下直推至小腹10余次。此为1遍，操作3~5遍。

百日咳 消炎镇咳

Q 华华妈：孩子 3 岁，放在老家。最近咳嗽剧烈，往往连咳几十声，咳声如鸡鸣音，涨得面红耳赤，眼睛好像都要突出来了，眼泪和鼻涕也都一起流出来。孩子每次都要咳到有飞沫、黏痰咳出，或呕吐，方能暂缓。一天反复发作，多则几十次。医生诊断为百日咳。现在中西药都服用，还是咳得厉害。孩子接种过百日咳疫苗，怎么还得这种病呢？希望廖教授帮帮我家孩子。

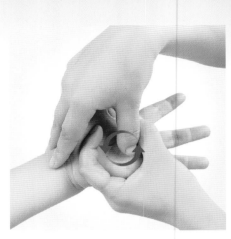

1. 逆时针运内八卦1~2分钟。

廖教授支招

百日咳现在很少了，但偶尔还是可以见到，尤其是在偏僻乡村。孩子得这种病，可能是因为没有接种疫苗，也有可能是疫苗本身有问题，或者是孩子抵抗力差等原因。接种过疫苗的孩子，还是有可能得百日咳的。百日咳的特征为阵发性、痉挛性咳嗽，咳嗽伴有特殊的吸气吼声，病程可达数周甚至 3 个月左右。小儿推拿能消炎镇咳，且能缩短病程。

我的处方及疗效

- 逆运内八卦、补肺经、掐揉四横纹、清天河水、膻中推法、降肺法。
- 每次操作约 10 分钟。可于早晨操作，或在每次咳嗽发作前操作。
- 可多饮水果汁，或银耳羹、川贝蒸梨。

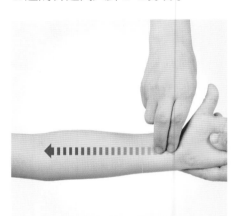

4. 从腕横纹中点推至肘横纹中点2~3分钟。

加减方

发病初期

即卡他期，仅表现为低热、咳嗽、流涕、喷嚏等上呼吸道感染症状。这一时期多被误诊为感冒，按感冒治疗基本无效。这时可清肺平肝、点揉曲池、揉迎香。

发病中期

孩子发病 7~10 天后转入发病中期，即痉咳期，表现为阵发性、痉挛性咳嗽，发作日益加剧。每

次阵咳可达数分钟之久，咳后伴一鸡鸣样长吸气。若治疗不善，此期可长达 2~6 周。此期可揉二人上马、分推手阴阳、点三凹。

发病恢复期

孩子进入恢复期时，阵咳渐减甚至停止，这时期大概持续 2 周或更长时间。可揉足三里、合推手阴阳、开璇玑。

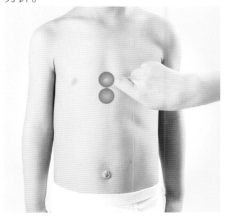

7. 叩击至剑突下3~5次。

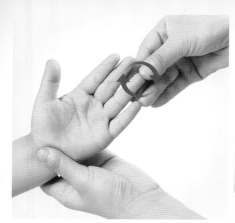

2. 顺时针旋推无名指1~2分钟。

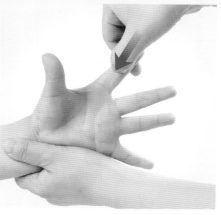

3. 从食指至小指逐一掐揉为1遍，共10遍。

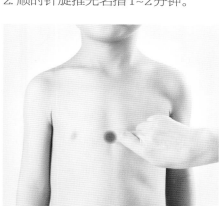

5. 中指揉膻中约20次。

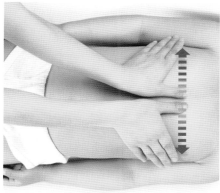

6. 分推膻中3~5次。

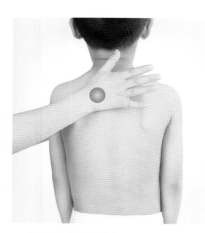

8. 右手掌根叩肺俞。

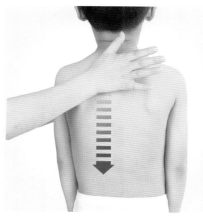

9. 叩后，向下推摩至腰部。步骤8、9共1~3分钟。

1	2	3
4	5	6
7	8	9

推拿顺序

推拿及其定位

1 **逆运内八卦：**一手拇指、食指围成圆圈，另一手拇指指腹快速逆时针运1~2分钟。

2 **补肺经：**肺经，位于无名指螺纹面，用右手拇指指腹顺时针旋推1~2分钟。

3 **掐揉四横纹：**四横纹，位于食指、中指、无名指、小指第1指间关节纹路处。用拇指逐一掐揉，每处揉3掐1。从食指至小指为1遍，操作10遍。

4 **清天河水：**一手拇指按于内劳宫，另一手拇指或食指、中指，从腕横纹中点推至肘横纹中点2~3分钟。力度稍重。

5 6 7 **膻中推法：**膻中，位于胸部，前正中线上，在两乳头之间。先以中指指腹按揉膻中约20次；分推膻中3~5次；以中指指端，快速节律性从膻中起叩击直至剑突下3~5次。

8 9 **降肺法：**右手掌根叩肺俞，力度稍重，以胸腔有振动为佳。叩后，手掌顺势向下推摩至腰部。共1~3分钟。

小儿肺炎 清肺顺气排痰

Q 小马妈妈：我们小马 4 岁，就是发热后咳嗽，没有及时控制，最后转成了肺炎。医生让住院，并且说至少要输液 2 周。廖老师你觉得可不可以不住院，单推拿？

廖教授支招

回答这个问题真难。从现代医学来说，得了肺炎是必须住院的。推拿界听说小儿肺炎不用住院，单推拿治疗也会怀疑。但事实却是，许多确诊为肺炎的孩子，我们只用推拿真的治好了。还不是一两个病例！我们要做的一是观察（如果高热、症状重、呼吸急迫，该用抗生素还是用），二解表（病原微生物是外来邪气，一定要祛除体外），三是排痰，四是清肃肺经。小儿推拿在这些方面具有明显优势，这是治疗效果显著的根本原因。

我的处方

- 点揉肺俞、降肺法、抱肚法、开璇玑、点缺盆、清肺平肝、捋中指并掐揉左右端正、清天河水。
- 发热时凉水作介质。
- 推拿时小孩哭闹，有利于肺气宣散。呕吐和鼻涕是排痰的形式，有利于缓解症状。
- 整个推拿时间约 20 分钟。

推拿及其定位

1 **点揉肺俞：**肺俞，位于背部，第3胸椎棘突下旁开1.5寸，左右各一。以两拇指点揉1~3分钟。

2 **降肺法：**右手掌根叩肺俞，力度稍重，以胸腔有振动为佳。叩后，手掌顺势向下推摩至腰部。共1~3分钟。

3 **抱肚法：**抱孩子同向坐于大腿上，操作者两手掌重叠按压前胸，两手向后方挤压，同时配合挺胸挺腹，使孩子胸腹受到前后夹击。从胸廓开始逐渐向下移动，经腹腔直到盆腔为1遍。此法操作时宜在孩子呼气，或哭泣时用力。操作3~6遍。

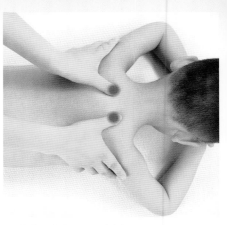

1. 点揉肺俞 1~3 分钟。

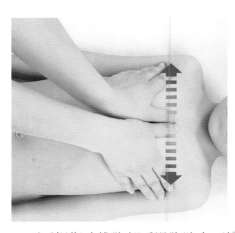

4. 两手拇指分推胸部后沿胸胁向下推至季肋部。（其余操作见48页）

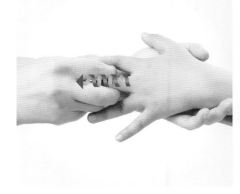

7. 从指根向指尖捻揉。

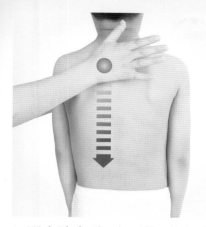

2. 叩击肺俞后，向下推至腰，共1~3分钟。

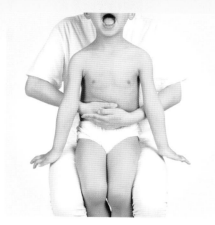

3. 抱肚法3~6遍。

1 2 3
4 5 6
7 8 9
推拿顺序

4 开璇玑： 操作者先用两手拇指自孩子璇玑穴开始，沿胸肋间隙自上向下，分推至季肋部；再从鸠尾向下经中脘直推至肚脐10余次。再以肚脐为圆心顺时针摩腹3~5次。最后从肚脐向下直推至小腹10余次。此为1遍，操作3~5遍。（操作详见48页）

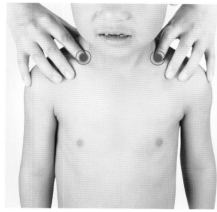

5. 点按缺盆1分钟。

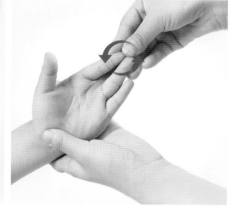

6. 逆时针旋推食指、无名指3~5分钟。

5 点缺盆： 缺盆，位于两锁骨上窝凹陷处。用食指或拇指向内下方点按1分钟。

6 清肺平肝： 左手固定孩子手腕，右手食指、中指、无名指并拢呈凹槽状固定住食指和无名指，右手拇指盖住两穴逆时针旋推3~5分钟。

7 8 捋中指并掐揉左右端正： 中指甲根两侧赤白肉际处，桡侧为左端正，尺侧为右端正。从孩子中指根向指尖捻揉，直至端正穴处同时掐揉二穴10次。

9 清天河水： 一手拇指按于内劳宫，另一手拇指或食指、中指，从腕横纹中点推至肘横纹中点3~5分钟。

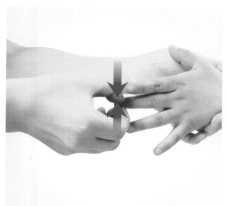

8. 捻揉至指尖后，掐左右端正10次。

9. 从腕横纹中点推至肘横纹中点3~5分钟。

哮喘 首要强肺

Q 小强妈：小强 2 岁半，现在已经上幼儿园了。可我总放心不下，因为他从小有哮喘，发作时咳得很难受，呼吸急促，憋气，有时喉咙里还发出声音，听着很难受。有几次急性发作还打了120 抢救。都说哮喘是遗传的，不能治愈，最近天热了，孩子的哮喘好像好了些，我们现在是不是该趁这时机为他做些治疗呢？

廖教授支招

小儿哮喘历来被称为"顽疾"。它的发作有 3 个必备要素：❶ 有头疼、流鼻涕等外感症状；❷ 咳嗽痰多，或者有脘腹痞满的痰饮症状；❸ 胸闷气短，呼吸不顺的气机壅滞症状。急性期发作是这三者相结合了，治疗时就要打破这结合的态势。药物治疗的同时再辅以推拿，可迅速缓解病情；缓解期的治疗首先是要增强肺卫功能，其次是健脾化痰，最后气机通顺。这样就可达到调整机体功能、减少哮喘复发的目的。

我的处方

- 掐揉二扇门、顺运内八卦、点揉肺俞、按揉膻中、开璇玑、擦头项之交、擦小腹和腰骶。
- 整个过程操作 20 分钟左右。应该坚持长期治疗。
- 平时注意禁食油腻和寒凉性食品（如虾、蟹、鱼肝油及异性蛋白质之食物），饮食应清淡。
- 对引起患者过敏的食物及气味，尽量避免接触（尘螨、花粉、动物皮毛）。
- 勿疲劳过度，不做剧烈活动。适度锻炼增强体质是减轻哮喘的重要条件。
- 背部前胸不要受凉，天寒或气候变化不定时，用热水袋温暖前胸后背，可减少发作。

加减方

呼吸困难

这时应挤压胸腔，帮助呼气，再清肃肺金，以利于排浊和呼气。可加抱肚法 3~5 遍、肃肺法 5~8 遍。

吸气困难

重点可操作温运丹田法，并练习腹式呼吸。小儿推拿丹田，多指小腹部。

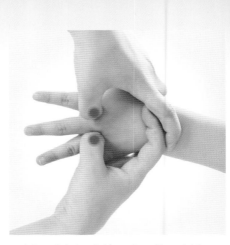

1. 揉二扇门3次掐1次，共3分钟。

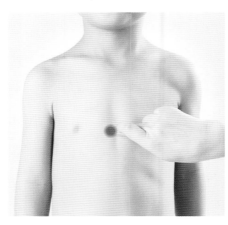

4. 揉膻中3次按1次，共2分钟。

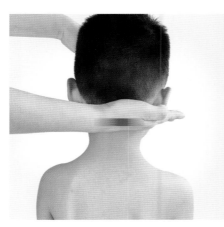

7. 擦动到另一侧，来回擦动至透热。

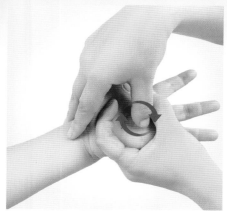

2. 顺时针运内八卦3分钟。

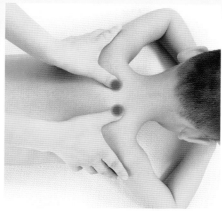

3. 点揉肺俞3分钟。

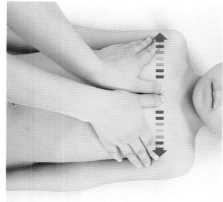

5. 两手拇指分推胸部, 后沿胸胁向下推至季肋部。(其余操作见48页)

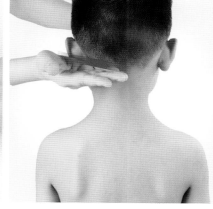

6. 从风池擦起。

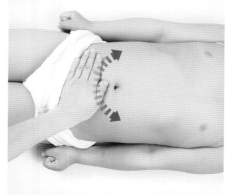

8. 搓揉小腹至发热。

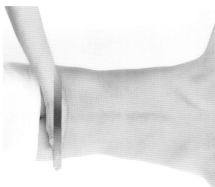

9. 来回横擦腰骶至发热。

① ② ③
④ ⑤ ⑥
⑦ ⑧ ⑨
推拿顺序

推拿及其定位

1 掐揉二扇门: 两手食指、中指固定孩子手腕, 拇指置于中指根两旁, 凹陷中掐揉, 揉3掐1。力度适中, 反复操作3分钟。

2 顺运内八卦: 一手拇指、食指围成圆圈, 另一手拇指指腹快速顺时针运3分钟。

3 点揉肺俞: 以两拇指点揉3分钟。

4 按揉膻中: 以中指指腹揉3按1, 共2分钟。

5 开璇玑: 操作者先用两手拇指自孩子璇玑穴开始, 沿胸肋间隙自上向下, 分推至季肋部; 再从鸠尾向下经中脘直推至肚脐10余次。再以肚脐为圆心顺时针摩腹3~5次。最后从肚脐向下推至小腹10余次。此为1遍, 共3~5遍。(详见48页)

6 7 擦头项之交: 一手扶孩子前额, 一手小鱼际横置于风池、风府所在位置, 快速来回擦动, 边擦边移动, 先擦一侧, 再擦正后方, 再到另一侧, 直至擦遍整个枕部及侧方, 透热为度。

8 9 擦小腹和腰骶: 以手掌搓揉小腹至发热, 后以掌根垂直于腰骶部, 横向快速往返直线运动, 前后依次操作, 力度以宝宝耐受为度, 令局部透热。

慢性支气管炎 首要排痰

Q 冉冉妈妈：冉冉 5 岁了，从小聪明可爱。可是 2 年前她却被诊出慢性支气管炎。天气一转冷，她就开始咳嗽，晚上咳得尤其严重。有时连咳不断，咳得气都喘不过来，脸都憋得通红！严重的时候冉冉还会出汗，被子都湿透了，我看了实在是又心疼又无助！廖教授，请您帮帮我家冉冉吧！

廖教授支招

慢性支气管炎就是中医所说的咳嗽，是指反复多次的支气管感染，连续 2 年以上，每年发作时间超过 2 个月。慢性支气管炎发病的时间久、病程长，发病时间与季节、温度的变化密切相关。其病位在支气管。支气管在受到瘀堵时，身体会自救，表现出来的便是不停地剧咳。什么时候把痰咳出来了，支气管不堵了，身体才肯罢休！因此，治疗咳嗽的第一要务是祛痰行气，通过外力有节律的振动把痰排出。小儿推拿可以取得很好的疗效。

我的处方

- 头面四大手法（为起式）、清肺平肝、顺运内八卦、捏挤板门、掐揉二扇门、点揉天突、抱肚法、肃肺法。
- 操作中孩子微微发汗效果佳。当然，人体肺的肃洁、自身清理垃圾总还需要有一定的时间。所以，不要期望 1~2 次推拿就彻底解决问题。冉冉在诊所已经推了半年，现在感冒少很多，自身的抵抗力也变强了，咳嗽也减少了。

推拿及其定位

可配合头面四大手法：开天门、推坎宫、揉太阳、揉耳背高骨。（详见 78~79 页）

1 **清肺平肝：**左手固定孩子手腕，右手食指、中指、无名指并拢呈凹槽状固定住食指和无名指，右手拇指盖住两穴逆时针旋转推动3~5分钟。

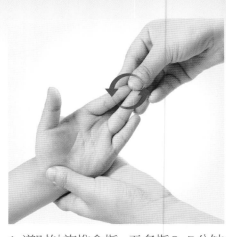

1. 逆时针旋推食指、无名指3~5分钟。

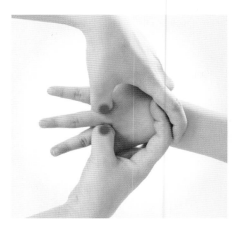

4. 揉二扇门3次掐1次，共1~3分钟。

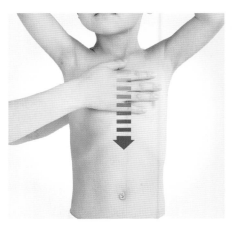

7. 从上至下推抹前胸后背5~8次。

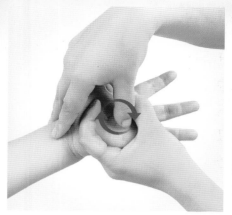

2. 顺时针运内八卦1~2分钟。

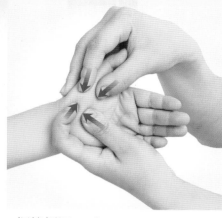

3. 捏挤板门10次。

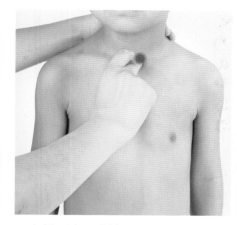

5. 点揉天突1分钟。

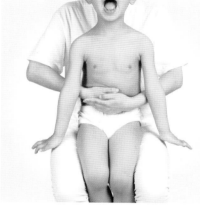

6. 抱肚法3~5次。

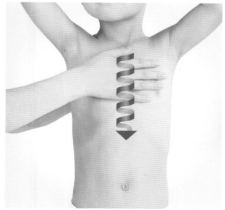

8. 从上至下搓揉前胸后背5~8次。

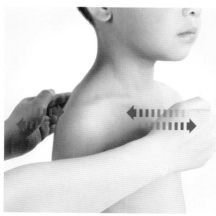

9. 叩击前胸后背5~8次。

1	2	3
4	5	6
7	8	9

推拿顺序

2 **顺运内八卦：**一手拇食二指围成圆圈，另一手拇指指腹快速顺时针运1~2分钟。

3 **捏挤板门：**板门，位于手掌大鱼际中央（点）及整个平面。以双手拇食共四指相对，置于板门周围（正方形）同时向大鱼际中点推挤。捏挤10次。

4 **掐揉二扇门：**二扇门，位于手背，中指根两侧凹陷中。两手食指、中指固定孩子手腕，拇指置于中指根两旁凹陷中掐揉，揉3掐1。力度适中，反复操作1~3分钟。

5 **点揉天突：**天突，位于前正中线上，胸骨窝上方的凹陷中。以中指或拇指轻轻点揉约1分钟。

6 **抱肚法：**抱孩子同向坐于大腿上，操作者两手掌重叠按压前胸，两手向后方挤压，同时配合挺胸挺腹，使孩子胸腹受到前后夹击。从胸廓开始逐渐向下移动，经腹腔直到盆腔为1遍。此法操作时宜在孩子呼气，或哭泣时用力。操作3~5次。

7 **8** **9** **肃肺法：**双掌一前一后挟持孩子前胸后背，从上自下依次推抹、搓揉、叩击各5~8次，以上为1遍，操作3~5遍。

急性支气管炎 化痰顺气

Q 冬冬妈妈：我家冬冬每次只要受凉就感冒，只要感冒就咳嗽。那个咳嗽啊！剧烈不停，喉咙都像要咳破了。我担心得不得了，孩子爷爷奶奶更急。医生诊断总是"急性支气管炎"，每年都得这么折腾几次，这到底是怎么回事呀？廖教授，小儿推拿能解决这种问题吗？

廖教授支招

小儿急性支气管炎是支气管发生了急性炎症，它的诊断应满足下面 6 点：❶ 发病急，有轻度胃寒、发热，体温 38℃左右；❷ 肺部体征阴性或两肺呼吸声粗糙；❸ 血液白细胞数大多正常，细菌感染时增高；❹ 胸部 X 线检查正常，或有肺纹理增粗；❺ 全身症状 3~5 天消退，咳嗽咳痰有时 2~3 周才消失；❻ 需排除百日咳、肺炎、支气管肺炎等症。如果急性支气管炎反复发作就容易转为慢性支气管炎，甚至肺气肿、肺心病等。治疗急性支气管炎的关键是消炎、化痰与顺气。

我的处方

- 清肺平肝、顺运内八卦、降肺法、点缺盆、点揉天突、搓摩胁肋。
- 手法刚柔相济。
- 整个推拿时间 20 分钟。操作过程中出汗、呕吐、痰涎均有利于邪气祛除，有利于排痰，对症状缓解有帮助。
- 高热、气紧时并不排斥使用抗生素。

加减方

发热无汗
加推上三关、退六腑，后者以凉水作介质。

气喘痰多
加揉膻中、丰隆、肺俞。

流涕鼻塞
感冒流涕、鼻塞，加拿列缺、掐揉二扇门。

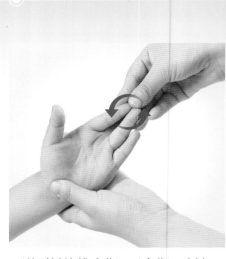

1. 逆时针旋推食指、无名指 3 分钟。

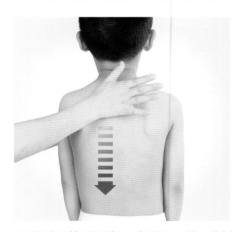

4. 叩后下推至腰部。步骤 3、4 共 1 分钟。

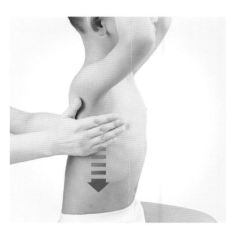

7. 向下推抹。

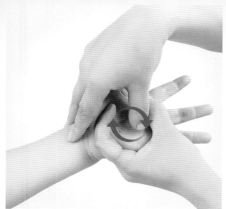

2. 顺时针运内八卦1~2分钟。

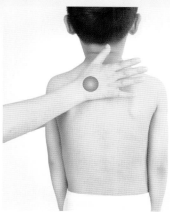

3. 右手掌根叩肺俞。

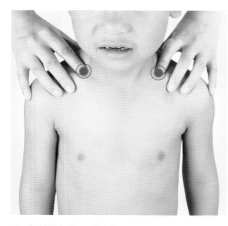

5. 点按缺盆1分钟。

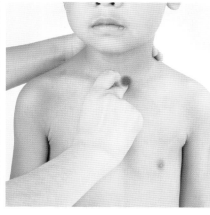

6. 点揉天突30秒。

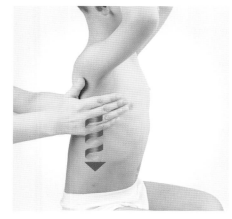

8. 向下搓揉至天枢。

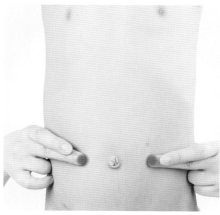

9. 中指点天枢并一拂而起。步骤7、8、9为1遍，共3~5遍。

1	2	3
4	5	6
7	8	9

推拿顺序

推拿及其定位

1 **清肺平肝：**左手固定孩子手腕，右手食指、中指、无名指并拢呈凹槽状固定住食指和无名指，右手拇指盖住两穴逆时针旋转推动3分钟。

2 **顺运内八卦：**一手拇指、食指围成圆圈，另一手拇指指腹顺时针快速运1~2分钟。

3 4 **降肺法：**右手掌根叩肺俞，力度稍重，以胸腔有振动为佳。叩后，手掌顺势向下推摩至腰部1分钟。

5 **点缺盆：**缺盆，位于两锁骨上窝凹陷处。用食指或拇指向内下方点按1分钟。

6 **点揉天突：**天突，位于前正中线上，胸骨窝上方的凹陷中。以中指或拇指轻揉30秒。

7 8 9 **搓摩胁肋：**抱孩子同向坐于身上，以双手掌置于两侧腋下，两手同时向下推抹，再来回搓揉，边搓揉边向下移动；至天枢处，以双手中指点天枢，并一拂而起。此为1遍，操作3~5遍。

宝宝不爱吃饭 排空胃

Q 东东妈：最让人头疼的就是孩子吃饭问题。东东从小食欲就差，一到吃饭的时候就磨磨蹭蹭，一口饭要嚼很久才咽下去，每顿饭都要吃上半个小时。他爸爸经常因为这事在饭桌上对孩子发火，吃顿饭怎么就跟上刑一样？请问推拿疗法可以改善这种情况么？

廖教授支招

这就是通常所说的厌食，中医将其归结为脾胃的问题。小孩子不爱吃饭的原因不外乎实和虚：实为胃不空，内有难以消化的食物或痰饮；虚就是脾胃虚弱无力，不能及时处理堆积的食物。两个原因相互作用，联系密切。既然这样，我们就要加快胃的排空，留出足够的空间容纳新吃的食物，同时调理脾胃，加强脾胃的运化能力，为胃的排空提供保障。推拿疗法对治疗厌食有明显的优势。

我的处方

- 补脾经、捏挤板门、掐揉四横纹、清胃经、清大肠、摩腹、抱肚法、揉足三里、捏脊。
- 整个过程操作 20 分钟左右，治疗期间，要规律饮食，忌油腻、生冷的食物。
- 平时辅以强度适当的运动来增进食欲。
- 自古道："若想小儿安，常得三分饥与寒。"所以，在用推拿手法的同时，一定要注意科学地喂养。

推拿穴位及定位

1 **补脾经：**左手固定孩子手腕，右手食指、中指、无名指并拢呈凹槽状固定住拇指，右手拇指顺时针旋转推动3分钟。

2 **捏挤板门：**以双手拇食共四指相对，置于板门周围（正方形）同时向大鱼际中点推挤。捏挤约10次。

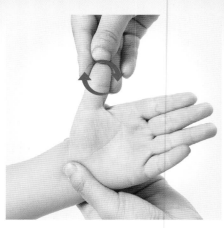

1. 顺时针旋推拇指3分钟。

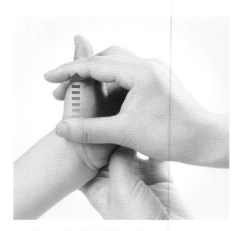

4. 从上至下推胃经3分钟。

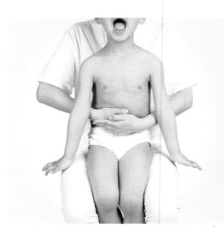

7. 抱肚法3~5遍。

1	2	3
4	5	6
7	8	9

推拿顺序

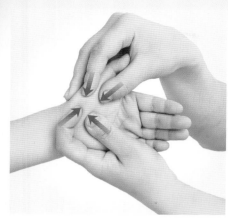

2. 捏挤板门约10次。

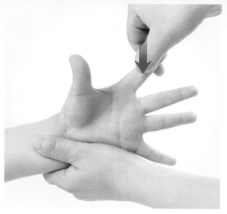

3. 从食指至小指逐一掐揉为1遍，共10遍。

3 **掐揉四横纹：**用拇指逐一掐揉，每处揉3掐1。从食指依次至小指为1遍。操作10遍。

4 **清胃经：**一手叉于孩子虎口以固定之，另一手拇指快速从上至下推3分钟。

5 **清大肠：**大肠，位于食指桡侧缘，从指尖至指根成一直线。一手虎口卡于孩子食指与中指间，另一手食指、中指从指根推向指尖3分钟。

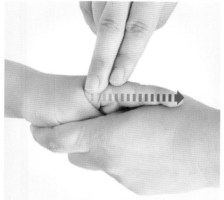

5. 从指根推向指尖3分钟。

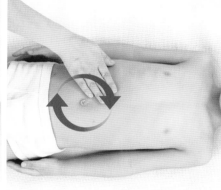

6. 摩腹5分钟。

6 **摩腹：**双掌重叠，或单掌置于腹部。以肚脐为圆心，肚脐至剑突距离的2/3为半径作圆，摩腹5分钟。

7 **抱肚法：**抱孩子同向坐于大腿上，操作者两手掌重叠按压前胸，两手向后方挤压，同时配合挺胸挺腹，使孩子胸腹受到前后夹击。从胸廓开始逐渐向下移动，经腹腔直到盆腔为1遍。此法宜在孩子呼气，或哭泣时用力。操作3~5遍。

8 **揉足三里：**足三里，位于外膝眼下3寸，胫骨旁开1横指处。用两拇指同时点揉双侧足三里1~3分钟。

9 **捏脊：**以两手拇指置于脊柱两侧，从下向上推进，边推边以食指、中指捏拿起脊旁皮肤；操作3~6次，最后1次操作时，捏3提1，提1时，力度深重。

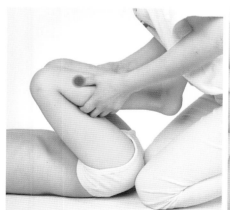

8. 两拇指同时揉两侧足三里1~3分钟。

9. 从下向上捏脊3~6次。

不长个
脊柱下肢是重点

　　只要脊柱整体变长，下肢长度增加，就不愁孩子长不高！同时再配合中医理论，肾主骨，补益肾脏有助于骨骼生长，最终达到增高的效果。

1.2.3.4.促脊柱生长： 让孩子平卧于床上，一手托下颌，一手扶后枕部，缓缓将其牵引。连续牵引10~20次。此法无任何副作用。随着椎间隙的增宽，周围关节囊、韧带、肌肉等受到刺激，加速发育，并适应增宽的椎间隙。然后于脊柱两侧施以揉法、推法、滚法，至局部潮红为度。均有利于脊柱的增长。

5.6.促下肢生长： 手法多用叩击法，双拳节律性叩击双下肢外侧，从上至下为1遍，叩30~40遍。后定点于膝关节和髋关节处重点叩击至局部酸麻。再两手环抱大腿和小腿，从上至下推至下肢发热。该手法有助于下肢的增长。

注意事项

1.12岁前着重于促脊柱生长；12岁后着重于促下肢生长。

2.稍大孩子，可以配合怀牛膝、当归等补肾中药。将其配制成药茶，每天给孩子冲服。

3.此外可以加补肾经、点揉肾俞、按揉太溪，同样有助于增高。

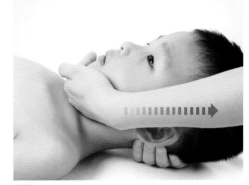

1　牵引10~20次。

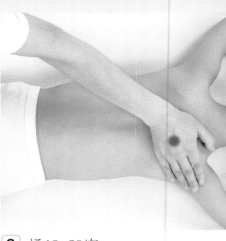

2　揉10~20次。

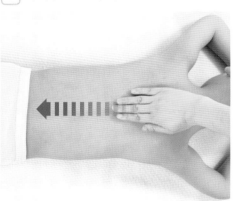

3　向下推动10~20次。

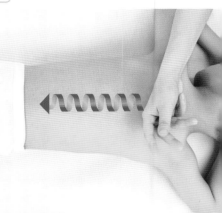

4　手腕滚动下推10~20次。

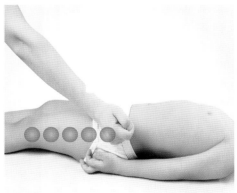

5　从上至下叩击双下肢外侧30~40遍。重点叩击膝盖、髋。

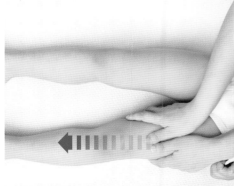

6　从上至下推至发热。

睡觉磨牙 健脑安神

磨牙是大脑自我控制力较弱的表现，所以一要健脑益智，促进大脑发育；二要平肝熄风，镇静，安神；三要腹部操作，促进大便和糟粕排出，减少毒素对中枢神经的不良影响。

1. 心肝同清：左手固定孩子手腕，右手食指、中指、无名指并拢呈凹槽状固定住中指和食指，右手拇指逆时针旋转推约3分钟。

2. 揉颊车：颊车，用力咬牙时，位于咬肌隆起处。中指按揉2分钟。

3. 掐揉承浆：承浆，位于下唇下，颏唇沟正中的凹陷。食指掐揉2分钟。

4. 掐人中：以拇指指甲掐之，力度适中，切勿掐破皮肤，掐10次以内。

5. 揉风府：风府，位于后发际正中直上1寸，枕外隆凸之下。以中指或拇指屈曲，指端对准风府按揉1分钟。

6. 摩腹：全掌紧贴腹部，以肚脐为圆心顺时针与逆时针各操作3分钟。

上述操作后，可调五脏5分钟，详见46页。

注意事项

可于夜间运用咬合板以保护牙齿。推拿时最好配合儿歌、故事等，以缓解小孩的压力。可配合心理辅导。

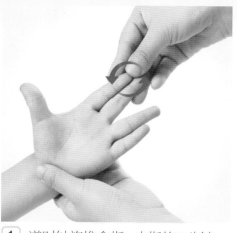

1　逆时针旋推食指、中指约3分钟。

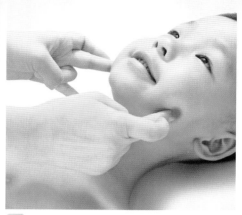

2　按揉颊车2分钟。

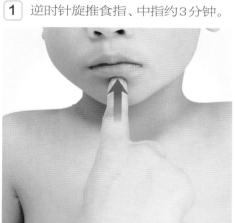

3　掐揉承浆2分钟。

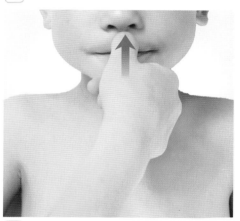

4　掐人中10次以内。

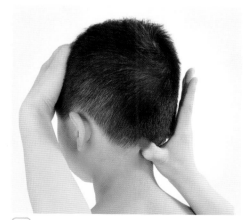

5　按揉风府1分钟。

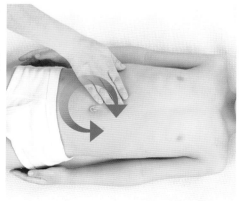

6　顺时针、逆时针各摩腹3分钟。

总尿床 醒脑开窍

Q 童童妈：童童今年 4 岁了，睡觉还要用尿不湿。在学校睡午觉时，都要请老师帮忙系尿不湿，连我都觉得尴尬，更不用说孩子了。我特别担心孩子会因为这件事被同学嘲笑而感到自卑。他每天晚上尿床，有时候流一点点，有时候尿一大泡。好的时候，夜里会尿 1 次，严重的时候要尿 2~3 次。这可如何是好？

廖教授支招

尿床，又称遗尿，指 3 周岁以上孩子睡觉时不能自主控制排尿，醒后才知道。连续 2 周以上，基本上夜夜尿床，才能诊断为遗尿症。3 岁以上的小孩，如果白天玩耍过度，过于疲劳，夜晚睡得太熟太深，偶有尿床，都不属病态。妈妈平时要培养孩子睡前排尿的习惯；掌握孩子尿床时间的规律，提前叫醒他；另外，还要注意疏导孩子心理，帮助他克服对尿床的恐惧。

我的处方及疗效

- 补肾经、清肝经、双点门、揉外劳宫、温运丹田、关尿门、横擦腰骶。
- 操作时间持续 30 分钟左右。
- 睡前操作效果佳。
- 操作过程中，宜放轻音乐。
- 还可艾灸百会、肚脐，早晚 5~10 分钟，透热为度。
- 菟丝子 50 克、桑螵蛸 15 克、益智仁 30 克微炒，研粉，每日晨起用盐水冲服 6 克。

加减方

小便清长

肾虚表现为小便清长、五迟五软、耳鸣、语言迟缓。重点操作丹田和横擦腰骶。小儿推拿的丹田多指小腹部。

食欲缺乏

当单纯用补肾法治疗遗尿效果不明显时，常是脾虚或肺虚，可加补脾经和补肺经。脾虚表现为食欲缺乏；肺虚常表现为感冒、神疲、哮喘。

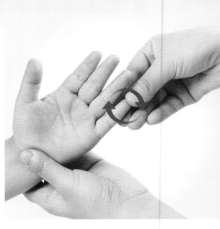

1. 顺时针旋推小指 2 分钟。

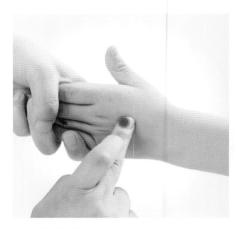

4. 中指揉外劳宫 2 分钟。

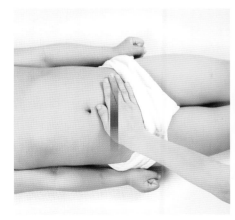

7. 横擦丹田至发热。

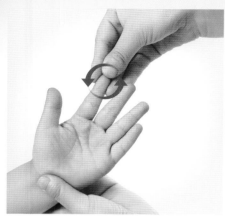

2. 逆时针旋推食指2分钟。

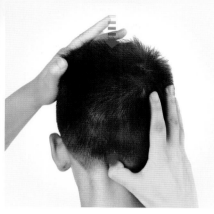

3. 两手同时揉风府、轻弹囟门1分钟。

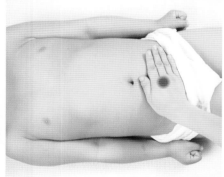

5. 揉丹田2分钟。

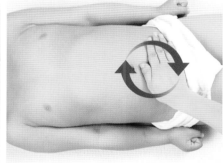

6. 运丹田2分钟。

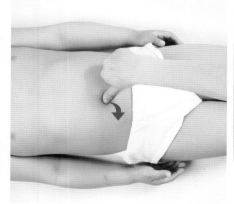

8. 拇指肚脐画1/4圆6~9次，后换另一边画1/4圆。

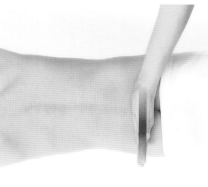

9. 来回擦腰骶至发热。

1	2	3
4	5	6
7	8	9

推拿顺序

推拿及其定位

1 补肾经： 肾经，位于小指螺纹面。左手固定孩子手腕，右手食指、中指、无名指并拢呈凹槽状固定住小指，右手拇指顺时针旋转推动2分钟。

2 清肝经： 肝经，位于食指螺纹面。左手固定孩子手腕，右手食指、中指、无名指并拢呈凹槽状固定住食指，右手拇指逆时针旋转推动2分钟。

3 双点门： 囟门，位于前发际正中上2寸；脑门即风府，位于后发际正中直上1寸。右手拇指点按风府，左手食指、中指、无名指轻弹囟门，双手同时操作1分钟。

4 揉外劳宫： 外劳宫，与内劳宫相对。用拇指或中指揉2分钟。

5 6 7 温运丹田： 丹田指整个小腹部。一手掌置于脐下揉、运各2分钟。最后横擦至发热。

8 关尿门： 一手拇指置于肚脐，其余四指握拳。以拳背四指指节置于平脐水平，小腹外侧。操作时，拇指点按肚脐，四指指背以肚脐为圆心，向耻骨联合处画圆。换另侧同样操作。两侧操作完毕时，刚好从小腹外侧向内各画1/4圆。即完成半圆。与两扇门向中间关闭相似，故而得名。两侧各操作6~9次。

9 横擦腰骶： 以掌根垂直置于腰骶部，横向快速往返直线运动，力度以宝宝耐受为度，令局部透热。

尿频 去湿热补肾气

Q 遥遥妈妈：我家孩子 3 岁，上周旅游回来后有点尿频，刚尿一次没多久又要尿。有时尿一点，有时尿不出，还说小鸡鸡有点痒痛。我带孩子去了泌尿科检查，都正常，医生只说孩子包皮有点红长，开了点外用药。我们每天都给他清洗，现在没其他症状了，可还是尿频，甚至几分钟一次，每次几滴，或者没尿。廖教授，我们实在不知怎么办了，能推拿吗？

廖教授支招

当然可以推拿。这是尿频，以小便次数增多为特征，多发于学龄前儿童。尿频只有两种情况，一是尿道有东西刺激，常伴有小便疼痛、生殖器红肿、小便黄或赤色，属于湿热；另一种情况是小便频频又没有其他症状，这是肾气不足导致的。肾气是管理小便的开关，肾气不足了，小便就关不住了，就像水龙头坏了关不严。推拿的作用就是去湿热补肾气，水就会停止流。遥遥属于先感染，后影响到肾气。这与旅游卫生条件不好和太累有关。

湿热和肾气虚的区别在于小便颜色、痛痒症状，可以化验小便，如小便中白细胞高就是感染，多为湿热毒邪。小便清亮多是肾虚。

我的处方及疗效

● 心肝同清、清补肾经、双清肠、清天河水、揉二人上马、摩丹田、上推七节骨、揉三阴交、点揉涌泉。

● 手法力度宜轻，操作时间 20 分钟左右。

● 可全部穴位都操作，也可分清虚实，早上清温热，晚上补肾气。

● 操作过程中环境应宜人，可播放轻音乐。

● 湿毒可用玉米须、车前草等煮水当茶饮。肾气不固可用菟丝子 50 克，桑螵蛸 15 克微炒，研粉，晨起冲服 3 克。

● 让孩子参加有趣的游戏活动，分散其注意力，解除其紧张情绪。

● 鼓励孩子适当延长排尿间隔时间，增强其治疗信心。

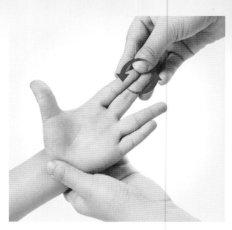

1. 逆时针旋推食指、中指2分钟。

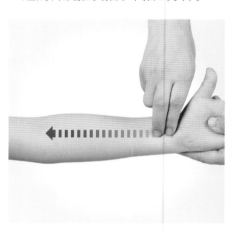

4. 从腕横纹中点推至肘横纹中点 分钟。

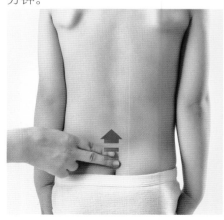

7. 自下而上推七节骨1分钟。

1 2 3
4 5 6
7 8 9
推拿顺序

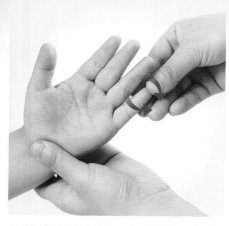

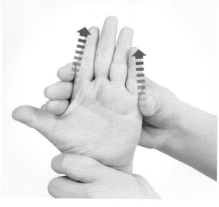

2. 逆时针、顺时针旋推小指各1分钟。 3. 从指根推向指尖1分钟。

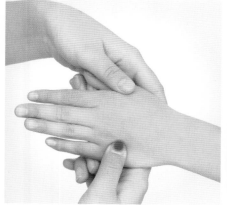

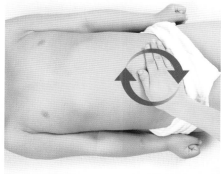

5. 拇指揉二人上马30秒。 6. 顺时针摩丹田3分钟。

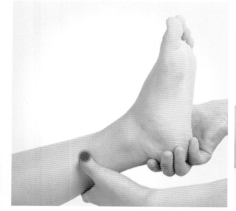

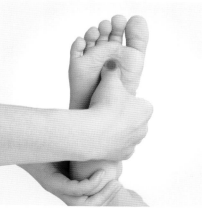

8. 揉三阴交1分钟。 9. 揉涌泉3次点1次，共2分钟。

推拿及其定位

1　心肝同清： 左手固定孩子手腕，右手食指、中指、无名指并拢呈凹槽状固定住中指和食指，右手拇指逆时针旋转推动2分钟。力度较轻。

2　清补肾经： 左手固定孩子手腕，右手食指、中指、无名指并拢呈凹槽状固定住小指，右手拇指逆时针旋转推动，继则顺时针旋转推动。各1分钟。

3　双清肠： 一手固定孩子手腕，一手拇指与食指相对，同时从孩子食指桡侧缘和小指尺侧缘由指根向指尖方向推进。该法力度轻，频率快。推1分钟。

4　清天河水： 一手拇指按于内劳宫，另一手拇指或食指、中指，从腕横纹中点推至肘横纹中点2分钟。

5　揉二人上马： 二人上马，位于手背，无名与小指掌指关节后凹陷中。以拇指揉30秒。

6　摩丹田： 丹田至整个小腹部。以手掌顺时针摩揉3分钟。

7　上推七节骨： 以拇指或食指、中指指腹自下而上推1分钟。

8　揉三阴交： 用拇指点揉1分钟，力度轻。

9　点揉涌泉： 涌泉，位于脚底，前1/3与中1/3交界处的凹陷中。以拇指点揉之，每揉3点1，共2分钟。

睡觉一身汗 清热固表

Q1
鑫鑫妈妈：鑫鑫 4 岁，经常生病，跟小朋友玩耍后浑身是汗，头上像在冒蒸汽。水喝得不少，可大便干得像羊屎一样，总是一颗一颗的。

廖教授支招

很多家长害怕孩子出汗，认为孩子出汗就是身体不适。更有"虚汗"之说，盲目给孩子进补。实际上，孩子是在出汗中成长，古人说："儿多汗而无其他症候者，不作疾病论述。"但如果孩子稍微活动或不活动就大汗淋漓，衣服拧得出水来，或睡在床上，床单上就会有汗渍，就要考虑看医生。中医以清热固表之法，对症施治。

像鑫鑫这种，稍微运动就会出汗，多是阳虚。这类孩子身体多瘦弱，容易生病，或者心脏有问题。阳虚宜助阳实卫，身体得到固护，汗也就止了。

我的处方

- 基础方：调五脏、按揉太阳太阴、揉肾顶与肾纹、清天河水、揉二人上马、纵擦脊、揉太溪。
- 手法轻快柔和，每次操作 30 分钟。
- 阳虚见形寒肢冷、反复感冒，动则气喘。可补肺经、补脾经、推上三关。

Q2
君君奶奶：君君 1 岁半，最近每天晚上睡觉头上、脖子上都是汗，不过身上却没什么汗，我们都不知道该怎样给她盖被子了。这样的出汗正常吗？

廖教授支招

像君君这样，出汗多在额头、颈部、胸背等上半身，且夜晚睡觉容易出汗的，多是阳热太重，或阴虚。阳热太重（阴虚也属此列），宜清心清热，热去汗自停。除此之外，阴虚还要补益阴液，这是中药所长，同时使用推拿效果更好。

我的处方

- 阴虚可用玉竹 15 克、生地 15 克、麦冬 10 克、石膏 10 克等煎水内服。
- 阴虚可在上一穴方的基础上加心肝同清、摩涌泉、点三阴交。

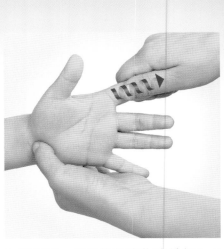

1. 每指逐一先从指根向指尖捻揉3~5次。至指尖牵拔1次。

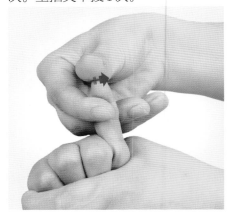

4. 快速推动肾顶1分钟。

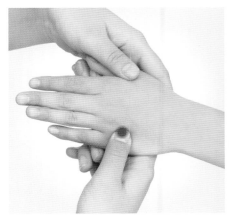

7. 拇指揉二人上马2分钟。

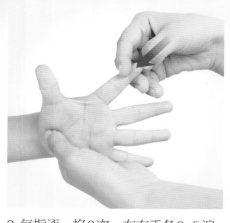

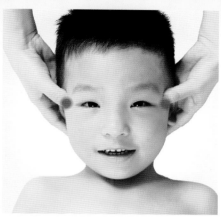

2. 每指逐一掐3次。左右手各3~5遍。

3. 按揉太阳、太阴3分钟。

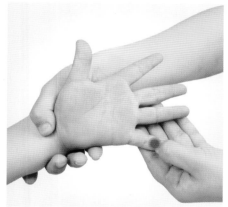

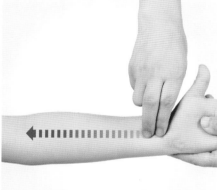

5. 揉肾纹3次掐1次，共半分钟。

6. 从腕横纹中点推至肘横纹中点2分钟。

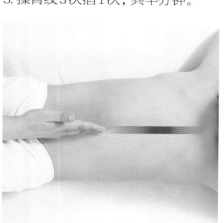

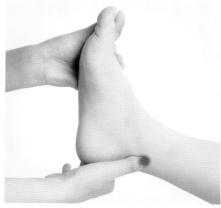

8. 从上至下擦热脊柱半分钟。

9. 拇指揉太溪约3分钟。

1	2	3
4	5	6
7	8	9

推拿顺序

推拿及其定位

1 2 调五脏： 操作者一手捏住孩子小天心和一窝风。另一手拇指与食指相对夹持孩子拇指，先捻揉3~5次，至指尖拔伸1次。后依次经食指、中指、无名指至小指。再以拇指指甲从拇指至小指逐一掐3次为1遍。左右手各3~5遍。

3 按揉太阳太阴： 眉后凹陷处，左太阳穴，右太阴穴。以两手拇指指腹揉3按1，共3分钟。

4 5 揉肾顶与肾纹： 肾顶，位于小指端；肾纹，位于小指第1指节纹路。以拇指指腹在肾顶快速推动1分钟，后揉肾纹，揉3掐1，共半分钟。

6 清天河水： 一手拇指按于内劳宫，另一手拇指或食指、中指，从腕横纹中点推至肘横纹中点2分钟。

7 揉二人上马： 二人上马，位于手背，无名与小指掌指关节后凹陷中。以拇指揉2分钟。

8 纵擦脊： 后背正中整个脊柱。孩子俯卧，操作者以一手手掌置于大椎，从上至下来回擦热脊椎。

9 揉太溪： 太溪，位于内踝与跟腱之间的凹陷。以拇指指腹揉约3分钟。

积滞 消积导滞

Q1 阳阳妈妈：廖教授，阳阳吃饭一直都很棒。昨天是阳阳 5 周岁生日，晚上我们准备了他喜欢吃的鱼、虾、汤圆，爷爷还给阳阳买了个大蛋糕，阳阳吃得可开心了。可昨晚却翻来覆去一夜没怎么睡，肚子胀得鼓鼓，屁放得咚咚响，还有口臭，我让他去拉臭臭，他又说没有臭臭。整得我也一夜没怎么睡，这可怎么办呀？

Q2 彤彤妈妈：廖教授，彤彤很瘦，胃口一向不好，已经 4 岁半了，每顿饭菜加起来一小碗也吃不了，问题是她还经常喊肚子痛。我一看，肚子圆鼓鼓的。现在这孩子一天到晚不吃东西，却只爱喝牛奶或水，个子矮、肉肉少，还老是肚子胀。您看这情况能推拿吗？

廖教授支招

阳阳和彤彤都积食了。积食的发生存在两种情况。一种是急性发生，即明显与某餐、某顿伤食有关。另一种没有明显诱因，是逐渐积累发生的。

不管哪种原因造成积食，都表现为胃肠道内堆积了过量未被消化的食物或食物残渣。

有了积食，肚子当然就不舒服了，会产生腹胀、腹痛、肠鸣、口臭、夜卧不安等症状。这是阳阳和彤彤共同的表现。一旦积食形成，胃肠不能很好排空，脾胃长期处于过度负担之中，久而久之，脾胃的功能就会受损，从而出现如彤彤的消瘦、无力、个子矮、水喝得多等情况。这种状态叫"积滞"或"疳积"。

积食了，伤脾胃。脾胃伤，功能差，更容易积食。二者形成恶性循环。这是积滞比单纯积食更难治疗的根本原因。这个时候还只影响到脾胃，只是消瘦。若长久得不到改善，使得脾胃损伤没有得到及时调理，最终就会影响孩子的生长与发育，影响到其他脏腑。如影响到肝会急躁易怒、视物不清，影响到心会睡眠不佳，影响到肺会声音嘶哑和咳嗽，影响到肾会出现头发稀疏和身材矮小等。

既然积滞是过多的食物或残渣，或过多的气体、大便等停留在胃肠道。同时又存在脾胃的虚弱，甚至因脾胃的虚弱而影响到孩子的生长与发育。所以，治疗的重点既要化积导滞，疏通气机，又要补益脾胃，促进气血化生。

我的处方

- 补法：补脾经、揉脐、捏脊、上推七节骨。泻法：清胃经、掐板门及四横纹、揉脐并天枢、脘腹部操作、抱肚法、捏脊、下推七节骨。
- 手法力度轻重适宜，操作时间为 30 分钟。
- 可每天同一时间操作每个穴位的全套手法。也可早晨操作补法，晚上操作泻法。
- 时刻关注孩子身高、体重和饭量的变化。这是判断是否有效的关键指标。
- 加强营养，少食多餐，适当进行活动。

加减方

倦怠乏力

脾虚为主，病程长，身体发育差，见形体消瘦、倦怠乏力、少食、长期腹泻。重点补脾经，加揉足三里、摩中脘。

腹痛、口臭

积食为主，病程短，以腹胀、腹痛、口臭、睡眠烦躁为特点。重点捏脊、清胃经，加清大肠、退六腑。

推拿及其定位

补法：

1 **补脾经：** 脾经，位于拇指螺纹面。以拇指指腹顺时针方向推3分钟。

2 **揉脐：** 以拇指指腹轻揉肚脐半分钟。

3 4 **捏脊：** 操作部位从龟尾至大椎，以两手拇指置于脊柱两侧，从下向上推进，边推边以食指、中指捏拿起脊旁皮肤；最后1遍操作时，捏3提1。共3遍。

5 **上推七节骨：** 七节骨，位于第4腰椎至尾骨尖连线。以拇指或食指、中指指腹自下向上推3分钟。

泻法：

6 **清胃经：** 胃经，位于第1掌骨桡侧缘。一手叉于孩子虎口以固定之，另一手拇指快速从上至下3分钟。力度较重，带动皮下组织为宜。

7 **掐板门及四横纹：** 板门，位于手掌大鱼际中央（点）及整个平面。四横纹，位于食指、中指、无名指和小指的第1指间关节纹路。一手掐住板门固定，另一手拇指与食指相对逐一揉掐四横纹。多揉3掐1，操作3~5遍。

8 **揉脐并天枢：** 天枢，位于脐旁2寸，左右各一。中指置于肚脐，食指与无名指置于两天枢，点按并强力振颤，以孩子最大忍受度为宜，半分钟。

9 10 11 **脘腹部操作：** 荡腹，双掌重叠，横置于腹部，小鱼际着力。注意手掌斜向向下。操作时双掌同时先以掌根斜向45°将腹部推向对侧，再用手指从对侧将腹部推荡拨回。推过去与拨回交替进行，并从上至下缓缓移动。摩腹，双掌重叠，或单掌置于腹部。以肚脐为圆心，肚脐至剑突距离的2/3为半径作圆，摩腹1分钟。

12 **抱肚法：** 两手掌重叠按压前胸，两手向后方挤压，同时配合挺胸挺腹，使孩子胸腹受到前后夹击。从胸廓开始逐渐向下移动，经腹腔直到盆腔为1遍。此法宜在孩子呼气，或哭泣时用力。操作3~5遍。

13 14 **捏脊：** 同补法。 15 **下推七节骨：** 同补法，但方向向下。

1	2	3	4	5
6	7	8	9	10
11	12	13	14	15

推拿顺序

补法

泻法

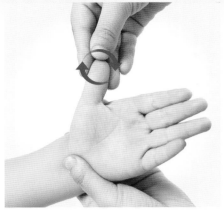

1. 顺时针旋推拇指3分钟。

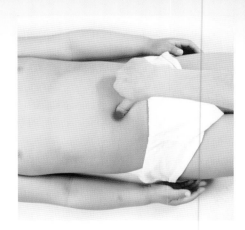

2. 揉脐半分钟。

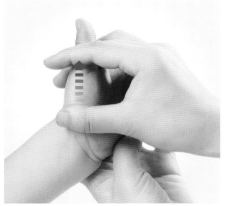

6. 从上至下推胃经3分钟。

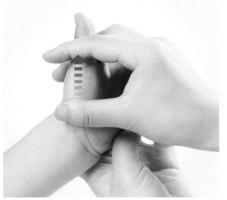

7. 一手掐住板门，另一手逐一掐揉食指、中指、无名指、小指关节。共3~5遍。

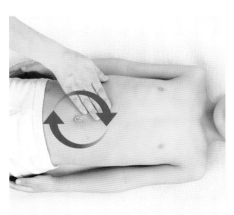

11. 摩腹1分钟。

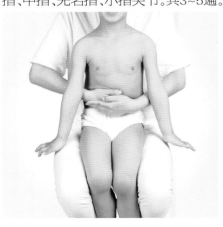

12. 抱肚法操作3~5遍。

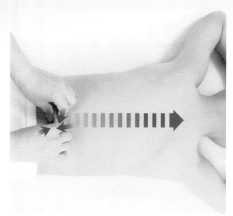

3. 捏起脊旁皮肤。

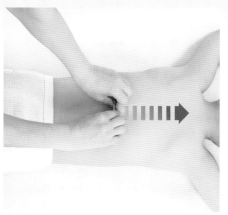

4. 从下至上捏拿。最后一次捏3提1。

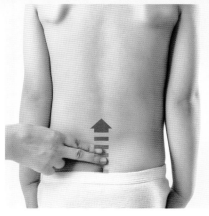

5. 自下而上推七节骨3分钟。

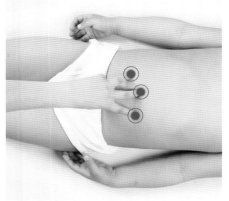

8. 点按半分钟。

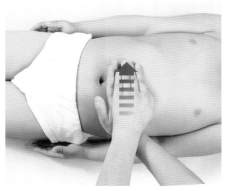

9. 荡腹,推过去。

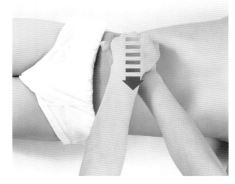

10. 荡腹,拨回来。

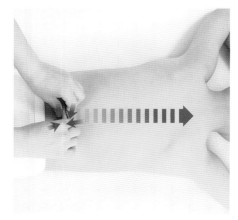

13. 捏起脊旁皮肤。

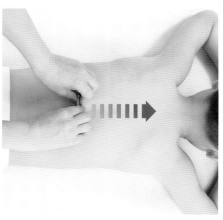

14. 从下至上捏拿。最后一次捏3提1。

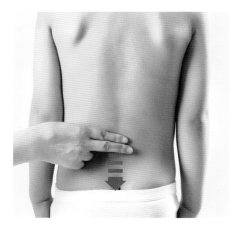

15. 自上而下推七节骨3分钟。

腹胀气 行气化积

Q 多多妈妈：多多 4 岁半，吃得不多，也很爱运动，可肚子经常气鼓鼓的，还咕咕地叫，敲上去砰砰响，基本没见放屁，大便也基本正常，这是怎么回事呢，可以推拿吗？

廖教授支招

肚子胀是因为孩子胃肠道内积聚过量气体。孩子产生这些气体，可能是因为吃得多，食物堆积起来而发酵产生的；也可能是因为肠道内的各种细菌，为了占据地盘，而互相战斗导致菌群失调引起的；还可能是孩子吃入不净食物或其他原因，导致各种有害细菌侵入体内。

明白这些原因，治疗就好办了！该给孩子饮食调节就必须控制饮食，该助动就助其动，该协调杀菌就协调，该用抗生素还得用。但腹胀本身是气体多、气压高，属气滞。行气化积可以让孩子腹胀马上缓解。

我的处方

● 清胃经、清大肠、顺运内八卦、退六腑、脘腹部操作、捏脊、下推七节骨。
● 手法力度轻重适宜，操作时间为 15 分钟左右，可每日早晚各一次。推拿 2~3 天可见显著疗效。
● 孩子每日晨起饮温开水一杯；饮食应荤素搭配。

加减方

伴腹痛
可加按揉一窝风。

伴脾气急躁
加清肝经、分推腹阴阳、搓摩胁肋。

伴消瘦
加揉四横纹、揉脾俞和胃俞。

腹部术后
应避免腹部操作。重点运用运内八卦和揉板门。

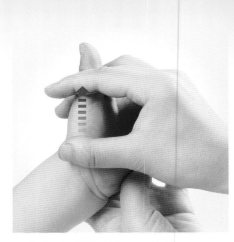

1. 从上至下推胃经3~5分钟。

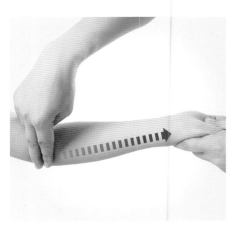

4. 从肘横纹推至腕横纹3分钟。

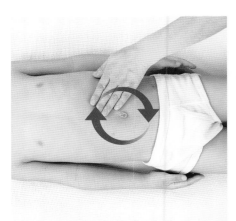

7. 摩腹2~3分钟。

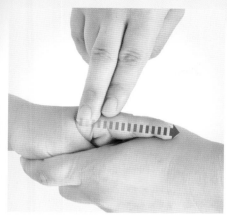

2. 从指根推向指尖3分钟。

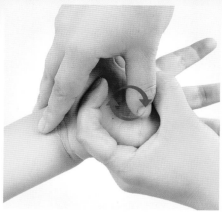

3. 顺时针运内八卦2分钟。

推拿及其定位

1 **清胃经**：胃经，位于第一掌骨桡侧缘。一手叉于孩子虎口以固定之，另一手拇指快速从上至下推3~5分钟。力度较重，刚好带动皮下组织。

2 **清大肠**：大肠经，位于食指桡侧缘，从指尖至指根成一直线。一手虎口卡于孩子食指与中指间，另一手食指与中指从指根推向指尖3分钟。

3 **顺运内八卦**：顺时针快速运2分钟。

4 **退六腑**：一手握手腕，另一手食指、中指指腹从肘横纹推至腕横纹3分钟。

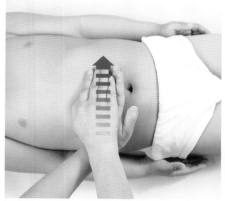

5. 荡腹，推过去。

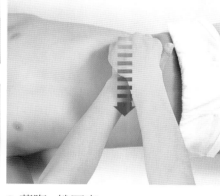

6. 荡腹，拨回来。

5 6 7 **脘腹部操作**：荡腹，双掌重叠，横置于腹部。操作时双掌同时先以掌根斜向45°将腹部推向对侧，再用手指从对侧将腹部推荡拨回。推过去与拨回交替进行5~8遍，并从上至下缓缓移动。摩腹，双掌重叠，或单掌置于腹部。以肚脐为圆心，肚脐至剑突距离的2/3为半径作圆，摩腹2~3分钟，力度很轻不带动皮下组织。

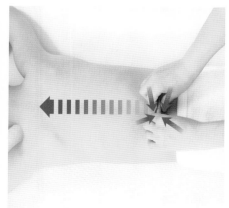

8. 从下向上捏脊共3~6遍。

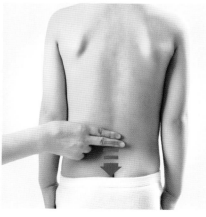

9. 自上而下推七节骨3分钟。

8 **捏脊**：以两手拇指置于脊柱两侧，从下向上推进，边推边以食指、中指捏拿起脊旁皮肤；操作3~6遍，最后1遍操作时，捏3提1时力度深重。

9 **下推七节骨**：以拇指或食指、中指指腹自上而下直推3分钟。力度以孩子能忍受为度。局部潮红为佳。

实证腹泻 别贸然止泻

Q 萱萱妈：萱萱3周以前发热后拉肚子，粑粑刚开始有点干，后来都是水。输了液，抗生素也用了很久，热退了，但腹泻还没有彻底好，孩子都瘦了一圈。我该怎么办？

廖教授支招

这是感染引起的实证腹泻。实证腹泻具有以下特征：❶ 有伤食史的伤食腹泻，泻下物有不消化的食物；❷ 感染性腹泻，多有发热；❸ 过敏性腹泻，接触过敏原就腹泻，停止接触就停止腹泻。这都是邪气侵袭了孩子机体，停留在胃肠道引起的。邪气不除，腹泻永远好不了。因此，这类腹泻不能止，不但不能止，还应该加速细菌、病毒、积滞和过敏物质的排出。只有最终大便清亮了，腹不胀了，邪气排完了，腹泻才能停止。如果贸然止泻，邪气出不来，长期停留在体内，就会形成积滞、惊风、长期发热等严重后果。所以须分清别浊，治疗腹泻。

我的处方

● 清大肠、摩腹、揉脐、揉龟尾、下推七骨节、抱肚法、揉板门。

● 整个操作约 15 分钟。

● 感染性腹泻 1~2 个疗程可愈，伤食腹泻 1~3 次可愈，过敏性腹泻 1~3 次可愈。但为了防止过敏性腹泻，需要长期坚持推拿。

● 治疗期间注意保持水分。可用淡盐水，或糖水，或适当加些水果汁。即使服用水果汁，如西瓜等出现腹泻也不必慌张。饮用的是水果汁，拉的是粪便，这是好事，是清洁了肠道。

加减方

伤食腹泻
可加捏挤板门、掐揉四横纹、中脘、天枢。

感染性腹泻
可加清小肠、退六腑。

过敏性腹泻
可加清脾经、补脾经。

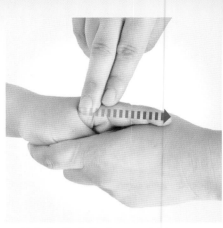

1. 从指根推向指尖 1~2 分钟。

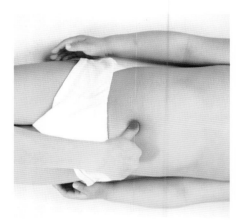

4. 揉脐 3 分钟。

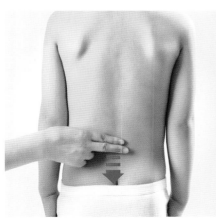

7. 自上而下推七节骨 1 分钟。

1	2	3
4	5	6
7	8	9

推拿顺序

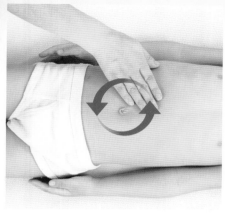

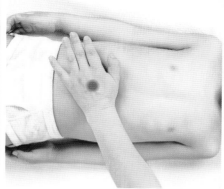

2. 逆时针摩腹5分钟，每分钟40~60圈。　3. 揉至局部发热。

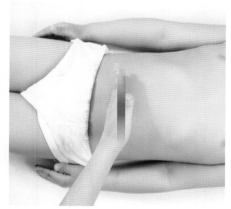

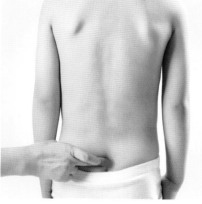

5. 横擦肚脐至发热。　6. 点揉龟尾约1分钟。

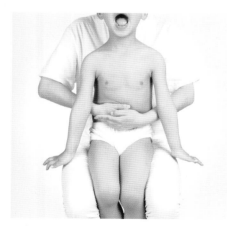

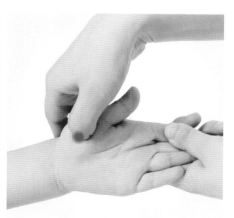

8. 抱肚法3~5遍。　9. 揉板门3次掐1次，共半分钟。

推拿及其定位

1 清大肠： 大肠经，位于食指桡侧缘，从指尖至指根成一直线。一手虎口卡于孩子食指与中指之间，另一手拇指或食指、中指从指根推向指尖1~2分钟。

2 3 摩腹： 以肚脐为圆心，以肚脐至剑突距离2/3为半径作圆。以全掌逆时针摩腹5分钟。力度较轻，频率为每分钟40~60圈。然后揉全腹令局部发热。

4 5 揉脐： 以拇指或中指置于肚脐眼，轻揉3分钟。最后以小鱼际横擦至发热。

6 揉龟尾： 龟尾，位于尾椎骨末端下的凹陷中。推拿者中指屈曲，以指端从尾骨下伸入，直至尾骨前方。点揉约1分钟。

7 下推七节骨： 七节骨，位于第4腰椎至尾骨尖的直线。以拇指或食指、中指指腹，自上而下推1分钟。

8 抱肚法： 两手掌重叠按压前胸，两手向后方挤压，同时配合挺胸挺腹，使孩子胸腹受到前后夹击。从胸廓开始逐渐向下移动，经腹腔直到盆腔为1遍。此法宜在孩子呼气，或哭泣时用力。操作3~5遍。

9 揉板门： 板门，位于手掌大鱼际中央（点）及整个平面。用拇指或中指指端揉掐板门，多揉3掐1，共半分钟。

非实证腹泻 收涩止泻

Q 壮壮妈：我家壮壮最近总是拉肚子，拉出来的便便像是和了水一样，味道却一点都不臭，屁股也不红。请问廖教授，壮壮拉肚子属于什么情况？

廖教授支招

除了前文所述 3 种腹泻，其他腹泻都可判定为非实证腹泻。此类腹泻包括脾虚、肾虚、气机不调，还有气候变化等引起的腹泻，以大便稀溏，或者水样便为特征，以大便次数明显增多为诊断。腹泻时，大量水分，以及电解质丧失，可以造成脱水、电解质紊乱，引发严重的后遗症。只要不是实证腹泻提到的这 3 种情况，都要考虑收涩止泻。即使是实证腹泻的 3 种情况，在腹泻严重时，也可以考虑收涩止泻，这主要运用于大便次数多，但清冷，脘腹胀痛不厉害，化验结果没有感染征象，白细胞未上升。

我的处方

- 补大肠、摩腹、揉脐、揉龟尾、上推七节骨、揉足三里、推上三关。
- 整个操作约 30 分钟。
- 急性腹泻 1~3 次可愈，慢性腹泻 1~2 个疗程可愈。
- 治疗期间注意补充水分、保暖，不要凉肚。

加减方

饭后腹泻

大便稀溏，色淡不臭，多发生在饭后，多为脾虚腹泻。可加补脾经、清脾经。

早上腹泻

每天凌晨或早上起来腹泻，又被称为"五更泻"，多为肾虚腹泻。可加补肾经、清小肠。

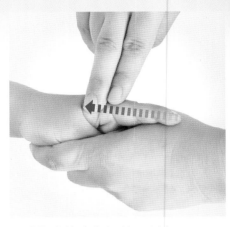

1. 从指尖推向指根约3分钟。

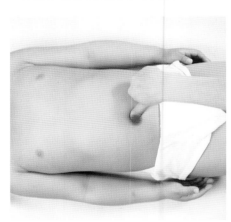

4. 揉脐3分钟。

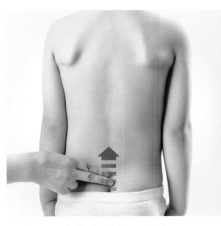

7. 自下而上推七节骨1分钟。

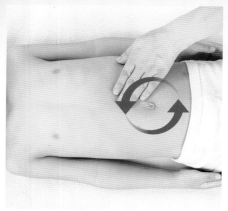

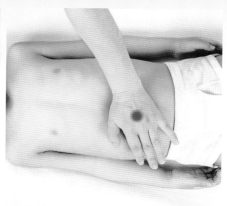

2. 逆时针摩腹5分钟,每分钟40~60圈。　3. 揉全腹至局部发热。

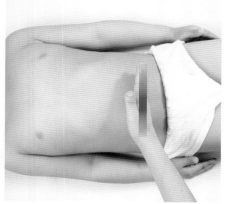

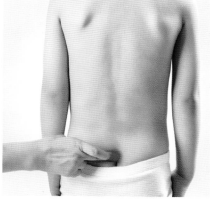

5. 横擦肚脐至发热。　6. 点揉龟尾约1分钟。

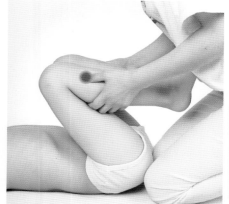

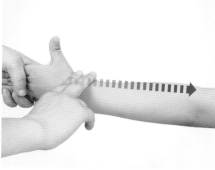

8. 两拇指同时揉两侧足三里1~2分钟。　9. 从腕横纹推至肘横纹约2分钟。

1	2	3
4	5	6
7	8	9

推拿顺序

推拿及其定位

1 补大肠: 大肠经,位于食指桡侧缘,从指尖至指根成一直线。一手虎口卡于孩子食指与中指之间,另一手拇指或食指、中指从指尖推向指根约3分钟。

2 3 摩腹: 以肚脐为圆心,以肚脐至剑突距离2/3为半径作圆。以全掌逆时针摩腹5分钟。力度较轻,频率为每分钟40~60圈。然后揉全腹令局部发热。

4 5 揉脐: 以拇指或中指置于肚脐眼,先轻揉3分钟,后以小鱼际横擦至发热。

6 揉龟尾: 龟尾,位于尾椎骨末端下的凹陷中。推拿者中指屈曲,以指端从尾骨下伸入,直至尾骨前方。点揉约1分钟。

7 上推七节骨: 七节骨,位于第4腰椎至尾骨尖的直线。以拇指或食指、中指指腹,自下而上推1分钟。

8 揉足三里: 足三里,位于外膝眼下3寸,胫骨旁开1横纹处。用双拇指同时揉双侧足三里1~2分钟。

9 推上三关: 操作者一手握孩子手指,另一手食指、中指并拢从腕横纹推至肘横纹。力度稍重,以局部潮红为佳,约2分钟。

伤食吐 化积降胃

Q 程程妈：我家孩子胃口特别好。昨天饭菜比较丰盛，晚上孩子就着鸡肉和蛋花汤吃了 3 碗饭，后来又啃了个苹果。到了半夜 12 点吐了，先将吃的饭菜吐出来，还有没消化的肉，喂点水又吐了。早上熬粥也吃不下去，一吃就吐。带到医院，医生开了吗丁啉，喂完药又开始吐。孩子是不是脾胃伤到了啊？怎么才调得好呢？

廖教授支招

孩子的这种呕吐叫伤食吐，是因为吃得太多引起的。家长总希望孩子多吃点，但经常暴饮暴食，会将胃撑得很大。胃再有弹性也是有一定限度的，装得太多，就会溢出来，溢出来就是呕吐。
治疗这类呕吐的关键是化积导滞，家长首先应该给孩子减食。这时候，如果服用止吐药物，特别是灌服中药都会加重胃肠负担。推拿因为不用药，不会加重肠胃负担，是这类呕吐的首选治疗方法，常常手到吐止。

我的处方

- 清胃经、捏挤板门、逆运内八卦、揉脐并天枢、揉中脘、清天柱骨、下推中脘、横纹推向板门。
- 手法宜轻柔。
- 治疗期间出现打嗝、放屁为得气表现。如呕吐和腹泻即时发生，其实是积滞排出的过程。只有积滞排出尽了，才能最终吐止泻止。
- 呕吐严重时要注意保持水分，可用糖盐水（1:9）多次少量服用。

加减方

伴有发热
可加清天柱骨。

呕吐酸馊
可加掐小横纹。

伴有腹泻
可加清大肠、下推七节骨。

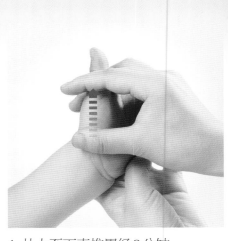

1. 从上至下直推胃经3分钟。

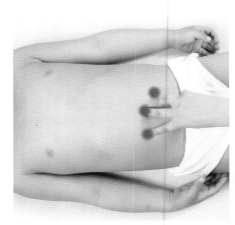

4. 三指同时揉动3分钟。

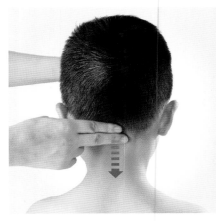

7. 下推至大椎，皮肤发红为度。

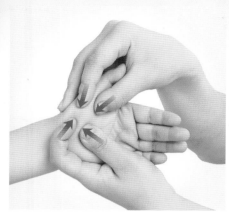

2. 捏挤板门10次。

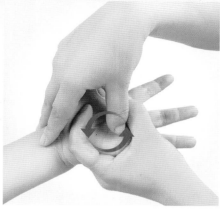

3. 逆时针运内八卦3分钟。

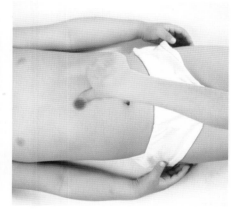

5. 回旋揉中脘1分钟。

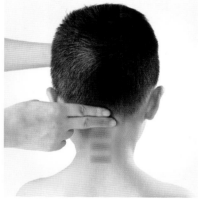

6. 轻拍后颈20余次。

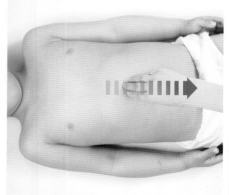

8. 自鸠尾下推至脐10余次。

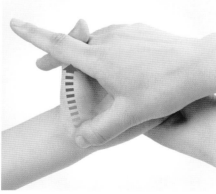

9. 从腕横纹中点推向板门1分钟。

推拿顺序

1	2	3
4	5	6
7	8	9

推拿及其定位

1 清胃经： 胃经，位于第一掌骨桡侧缘。一手叉于孩子虎口以固定之，另一手拇指快速从上至下推3分钟。

2 捏挤板门： 板门，位于手掌大鱼际中央（点）及整个平面（面）。以双手拇食共四指相对，置于板门周围（正方形），同时向大鱼际中点推挤。该法力度较重，操作10次，局部可能红赤。

3 逆运内八卦： 一手拇指与食指围成圆圈，另一手拇指指腹逆时针快速运3分钟。

4 揉脐并天枢： 以中指置于肚脐，食指与无名指分别置于两天枢穴。三指同时揉动3分钟。

5 揉中脘： 中脘，位于脐上4寸，当剑突下至脐连线的中点。以拇指或中指端回旋揉动1分钟。

6 7 清天柱骨： 一手扶孩子前额，另一手先以食指、中指并拢轻拍后颈20余次，然后由后发际线推至大椎。局部潮红为度。

8 下推中脘： 中脘，位于脐上4寸，当剑突下至脐连线的中点。两手掌交替从鸠尾向下经中脘直推至肚脐10余次。

9 横纹推向板门： 以拇指指腹快速从腕横纹中点推向板门1分钟。

消化不良 健脾益气

Q 秀秀妈妈：我家孩子 6 岁了，以前一直能吃。有次我带孩子去吃自助餐，看他吃高兴就让他放开吃了，回来后他又吐又拉，好几天才缓过劲来。孩子自此胃口下降，经常打饱嗝，肚子摸着鼓鼓的，还爱放臭屁，如此半个月了。孩子是伤着脾胃了吗？这又该怎么解决？

廖教授支招

这是孩子消化出了问题，当然会伤到脾胃。几乎每个孩子都存在消化不良的问题。单纯性消化不良是西医病名。诊断它有 3 个条件，一个都不能少：❶ 一定要有食欲减退、呕吐、口臭、打饱嗝、上腹疼痛、腹胀等症状；❷ 一定要排除器质性疾病的可能；❸ 症状不是一天，而是持续半年以上。一般不到半年，哪怕是 1~2 个月，孩子也早拖瘦了，妈妈也被拖垮了。所以，见到孩子有症状，管它符不符合单纯性消化不良的诊断，早用推拿，天天推拿，对于孩子的消化功能总归有好处。治疗孩子消化不良的关键就在于健脾益气。

我的处方

- 补脾经、清胃经、下推七节骨、揉足三里、揉脐、脘腹部操作、捏脊。
- 手法宜轻柔。最好早晨空腹操作，餐前餐后半小时不宜进行推拿。
- 养成良好的饮食习惯，不能饱一顿饿一顿。要定时定量，鼓励孩子自己取食，不要喂，更不要强迫吃，不要哄着吃。不能偏食、挑食。
- 避免温差太大。消化道在过凉或过热的环境中都不好受。

加减方

呕吐
加逆运内八卦、清天柱骨。

腹泻
加揉龟尾、调大肠。

便秘
加清大肠、荡腹、下推七节骨。

夜惊
加掐揉五指节、调五脏、心肝同清。

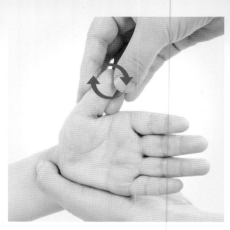

1. 顺时针旋推拇指1~3分钟。

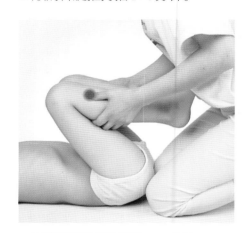

4. 双拇指同时揉两侧1~2分钟。

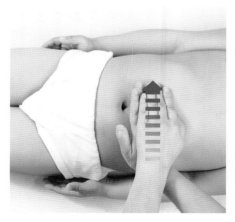

7. 荡腹，推过去。

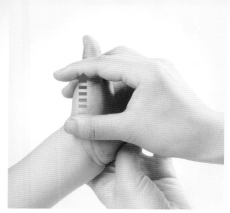

2.从上至下推胃经2分钟。

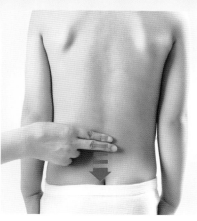

3.自上而下推七节骨1分钟。

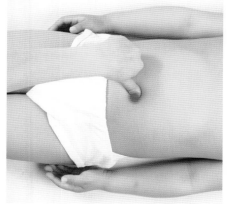

5.揉脐半分钟。

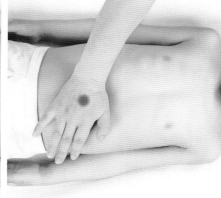

6.揉腹1~3分钟。

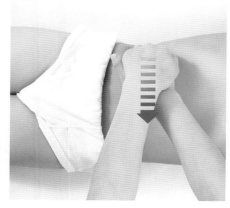

8.荡腹，拨回来。

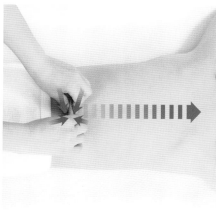

9.捏脊3~6遍。

1	2	3
4	5	6
7	8	9

推拿顺序

推拿及其定位

1 补脾经： 脾经，位于拇指螺纹面。左手固定孩子手腕，右手食指、中指、无名指并拢呈凹槽状固定住拇指，右手拇指顺时针旋转推动1~3分钟。

2 清胃经： 胃经，位于第1掌骨桡侧缘。一手叉于孩子虎口以固定之，另一手拇指快速从上至下推2分钟。

3 下推七节骨： 以拇指或食指、中指指腹，自上而下推1分钟。

4 揉足三里： 足三里，位于外膝眼下3寸，胫骨旁开1横指处。用双拇指同时揉双侧足三里1~2分钟。

5 揉脐： 以拇指指腹轻摩半分钟。

6 7 8 脘腹部操作： 揉腹，以全掌或掌根置于腹部回旋揉动1~3分钟；荡腹，双掌重叠，横置于腹部，小鱼际着力。注意手掌斜向向下。操作时双掌同时先以掌根斜向45°将腹部推向对侧，再用手指从对侧将腹部推荡拨回。推过去与拨回交替进行，并从上至下缓缓移动。

9 捏脊： 操作部位从龟尾至大椎；以两手拇指置于脊柱两侧，从下向上推进，边推边以食指、中指捏拿起脊旁皮肤；操作3~6遍，最后1遍操作时，捏3提1，提1时，力度深重。

便便费劲 促排补水

Q 洋洋妈：我家洋洋是早产儿，出生时体重很轻。他好像从来不会排便。有时会挣一挣，但总是努力挣也挣不出来，我们看着心里别提多难过了。他每次排出的便便并不是很干硬，但就是特别费劲。去医院，医生常常在第 5 天用开塞露塞肛。难道孩子这辈子都离不开开塞露？请问推拿有没有好办法呀？

廖教授支招

洋洋早产，体重轻，可初步判断为体质较差，胃肠发育不足。洋洋便便费劲，是因为腹肌力量不足，腹腔内压较小，肠道蠕动无力。腹肌力量不足，需要按摩与锻炼；腹内压小了，需要外界施压；肠道蠕动无力了，可以推荡而助动。所有这些，推拿都可以发挥功效。所以，洋洋妈妈别再依赖开塞露了，快运用小儿推拿来刺激孩子腹肌发育，增加和调节孩子胸腹压力，促进孩子胃肠蠕动。

我的处方

● 补脾经、脘腹部操作、抱肚法、揉龟尾、点揉足三里、捏脊。
● 推拿宜在晨起空腹时进行。最好每天同一时间进行。推拿后叮嘱孩子排便，引导他建立良好的排便习惯。
● 手法应长期坚持，大约半月可见效。
● 饮食调节，多食富含纤维素的食物，如小米等粗粮，还要多吃水果和蔬菜。

加减方

咳嗽所致
孩子咳嗽日久所导致的便秘，可加补肺经、点揉肺俞。

伴厌食疲倦
便秘时孩子厌食、神疲，可加清大肠、清胃经。

大便干结
便便费劲的同时伴有大便干结，可加退六腑。

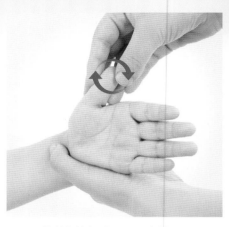

1. 顺时针旋推拇指1~3分钟。

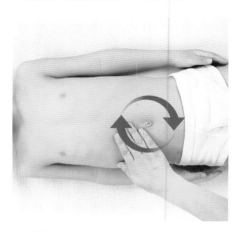

4. 摩腹1分钟。

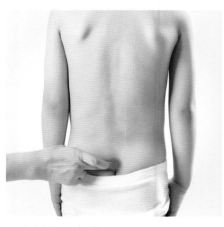

7. 点揉约1分钟。

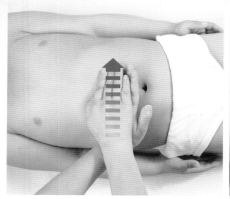

2. 荡腹，推过去。

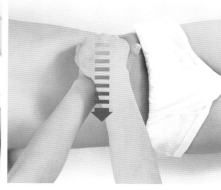

3. 荡腹，拨回来。

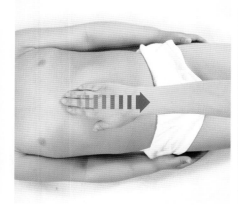

5. 从鸠尾下推至肚脐。脘腹部操作共5分钟。

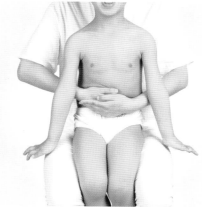

6. 抱肚3~5遍。

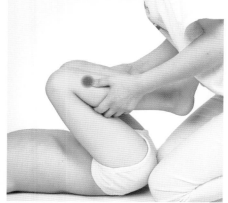

8. 两拇指点揉两侧足三里1~2分钟。

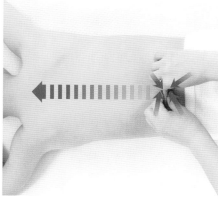

9. 从下向上捏脊3~6遍。

1	2	3
4	5	6
7	8	9

推拿顺序

推拿及其定位

1 **补脾经：**脾经，位于拇指螺纹面。右手拇指指腹顺时针旋转推动1~3分钟。

2 3 4 5 **脘腹部操作：**荡腹，双掌重叠，横置于腹部，小鱼际着力。操作时双掌同时先以掌根斜向45°将腹部推向对侧，再用手指从对侧将腹部推荡拨回。推过去与拨回交替进行，并从上至下缓缓移动；摩腹，以肚脐为圆心，肚脐至剑突距离的2/3为半径作圆，摩腹1分钟；下推腹，两手掌交替从鸠尾向下经中脘直推至肚脐。共5分钟。

6 **抱肚法：**两手掌重叠按压前胸，两手向后方挤压，同时配合挺胸挺腹，使孩子胸腹受到前后夹击。从胸廓开始逐渐向下移动，经腹腔直到盆腔为1遍。此法宜在孩子呼气，或哭泣时用力。操作3~5遍。

7 **揉龟尾：**推拿者中指屈曲，以指端从尾骨下伸入，直至尾骨前方。点揉约1分钟。

8 **点揉足三里：**足三里，位于外膝眼下3寸，胫骨旁开1横指处。用双拇指同时点揉双侧足三里1~2分钟。

9 **捏脊：**以两手拇指置于脊柱两侧，从下向上推进，边推边以食指、中指捏拿起脊旁皮肤；操作3~6遍，最后1遍操作时，捏3提1，提1时，力度深重。

便便干 通腑泄热

Q 玲儿妈：我家孩子大便不太好，3~5 天 1 次，每次解得费劲，拉出来像羊粪蛋一颗一颗的。严重时肛门破裂、便血，我经常给她喂水，还是不管用，都 2 个多月了。

廖教授支招

大便干燥不好解，根本原因是缺水。具体原因可能是：❶ 饮食不当。奶粉喂养的孩子，或是不爱吃蔬果的孩子，容易便秘；❷ 水分不足。孩子不爱喝水，使得肠道干燥缺水；❸ 排便习惯不良，形成习惯性便秘；❹ 滥用抗生素，导致大便干燥难解。

还有孩子先天肠道发育不良，或运动量太少，也会导致便秘。所以大便秘结的主要原因是腑气不通和津液不足。通腑泄热正是推拿之所长，补充水分则以食疗与瓜果为好！

我的处方

● 清大肠、退六腑、脘腹部操作、抱肚法、下推七节骨、揉龟尾。
● 小腹与骶部是操作重点。一定要透热为度。
● 适当补水，可多让孩子饮果汁，如梨汁、甘蔗汁、西瓜汁、花生汁等。
● 保证进食量，尤其是保证蔬菜的进食量，常吃银耳羹等。
● 帮助孩子培养良好的坐便习惯和定时排便习惯。

加减方

伴腹胀气
主要表现为腹部胀气，躁扰不宁，加荡腹法。

肠热
主要表现为便干结如羊粪，加揉二人上马、清天河水、推箕门。

推拿及其定位

1 **清大肠：** 大肠经，位于食指桡侧缘，从指尖至指根成一直线。一手虎口卡于孩子食指与中指间，另一手食指与中指从指根推向指尖。手法宜快宜重，操作约2分钟。

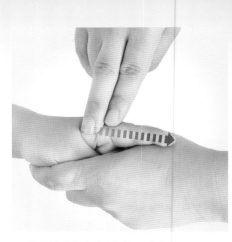

1. 从指根推向指尖约2分钟。

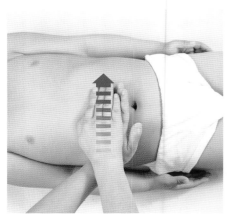

4. 荡腹，推过去。

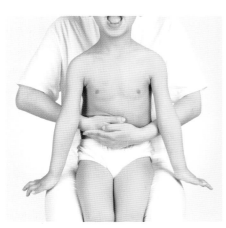

7. 抱肚法3~5遍。

1	2	3
4	5	6
7	8	9

推拿顺序

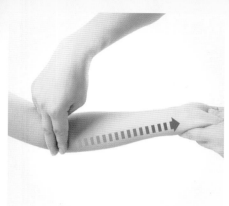

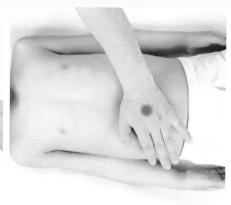

2. 从肘推横纹至腕横纹,至局部潮红。　3. 揉腹1~3分钟。

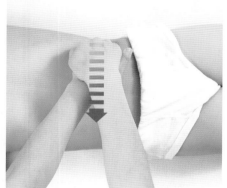

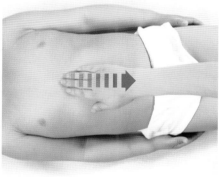

5. 荡腹,拨回来。

6. 从鸠尾推至肚脐。脘腹部操作共5分钟。

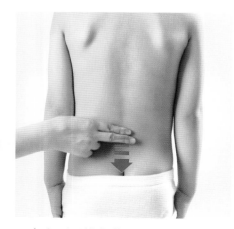

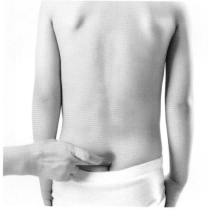

7. 自上而下推七节骨1分钟。　9. 点揉龟尾约1分钟。

2 **退六腑:** 操作者一手握其手腕,另一手食指指腹从肘横纹推至腕横纹。以局部潮红为度。

3 4 5 6 **脘腹部操作:** 揉腹,以全掌或掌根置于腹部回旋揉动1~3分钟;荡腹,双掌重叠,横置于腹部。操作时双掌同时先以掌根斜向45° 将腹部推向对侧,再用手指从对侧将腹部推荡拨回。推过去与拨回交替进行5~8遍,并从上至下缓缓移动;下推腹,两手掌交替从鸠尾向下经中脘直推至肚脐。共5分钟。

7 **抱肚法:** 两手掌重叠按压前胸,两手向后方挤压,同时配合挺胸挺腹,使孩子胸腹受到前后夹击。从胸廓开始逐渐向下移动,经腹腔直到盆腔为1遍。此法宜在孩子呼气,或哭泣时用力。操作3~5遍。

8 **下推七节骨:** 七节骨,位于第4腰椎至尾骨尖成一直线。以拇指或食指、中指自上而下直推1分钟。

9 **揉龟尾:** 龟尾,位于尾椎骨末端下的凹陷中。推拿者中指屈曲,以指端从尾骨下伸入,直至尾骨前方。点揉约1分钟。

肚子急痛 疏通止痛

Q 小宝妈：我家小宝昨晚大吃了一顿，还喝了罐牛奶。2 小时后，突然说肚子痛，哭闹得不行，看着真揪心。他平时食量挺好，但又经常吃多肚子痛。

廖教授支招

肚子急痛就是突然肚子剧烈疼痛。剧烈当然就是急腹症了。引起急腹症的原因很多，最常见的如小孩子没有注意冷热，吃东西没有节制，或者本身胃肠发育不良，或剧烈活动等。判断是不是急腹症，有以下 4 点：
❶ 腹痛剧烈并持续; ❷ 腹部胀气或有硬结; ❸ 饮食不进或呕吐或无大便;
❹ 起病急，突然发生。中医认为"痛则不通"，疼痛就是经络阻滞，或胃肠道不通所引起的。既然如此，治疗的关键就在于疏通气机，通腑泻下。

我的处方

- 按揉一窝风、掐总筋、按内关、揉胆囊穴、拿肚角、脘腹部操作、揉脊柱。
- 穴位感到酸麻胀痛为度。以腹痛缓解为有效。
- 注意寻找腹部和腿上压痛点，作为治疗重点。
- 腹部手法先轻后重，如遇小孩强烈抵抗，或表情更加痛苦，应立即停止腹部操作。
- 治疗时大便排出是好事，表示腑气通畅。

加减方

疼痛不能碰

脘腹胀痛不能碰，多伴有呕吐、腹泻，腹痛欲便，便后痛减，烦躁啼哭，夜卧不安。这时应消食导滞，可加揉板门、掐揉四横纹。

腹部阵痛

腹部阵痛，神疲倦怠，手脚稍凉，大便稀溏，唇舌淡白。这时应温中散寒，可加补脾经，推上三关、横擦中脘、揉外劳宫。

伴便秘

表现为疼痛不能碰，大便秘结，烦躁口臭，面红潮热，小便黄赤。这时应通腑泄热，可加捏挤板门、清大肠、退六腑。

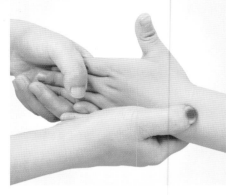

1. 按揉一窝风1分钟。

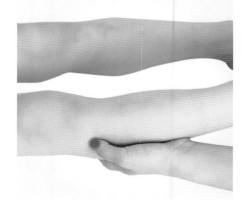

4. 揉胆囊穴半分钟。

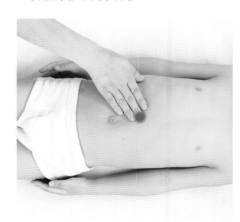

7. 揉腹1分钟。

1	2	3
4	5	6
7	8	9

推拿顺序

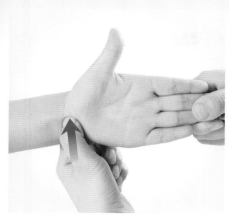

2. 拇指掐总筋10次。

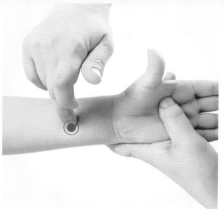

3. 点按内关，逐渐加力，停3~5秒后放开，再按，共1分钟。

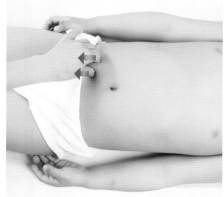

5. 快拿快放肚角1~3次。

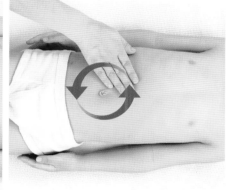

6. 顺时针、逆时针摩腹，共1分钟。

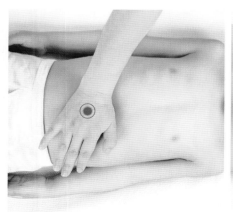

8. 找到痛点按压1分钟。

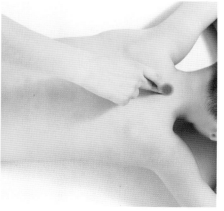

9. 从上至下揉脊柱3~5次。

推拿及其定位

1 **按揉一窝风：** 一窝风，位于掌背横纹中央。以拇指按于该穴，揉3按1，操作1分钟。

2 **掐总筋：** 总筋，位于手掌处，腕横纹中央。以拇指甲掐10次。力度以孩子皱眉或啼哭为度。

3 **按内关：** 内关，位于前臂正中，腕横纹上2寸，两肌腱之间。以中指指腹按于该穴，逐渐加力至局部酸胀，停留3~5秒后，放开，再按，共1分钟。

4 **揉胆囊穴：** 胆囊，位于足三里（外膝眼下3寸，胫骨旁开1横指）和阳陵泉（腓骨头前下方凹陷处）之间，两侧对比按压，找到的压痛点即为胆囊穴。用拇指指腹置于找到的压痛点，揉半分钟。

5 **拿肚角：** 肚角，为脐下2寸，旁开2寸左右的大筋。用拇指与食指相对，捏住大筋，突然向上提起，快拿快放。操作1~3次。

6 7 8 **脘腹部操作：** 顺、逆时针交替摩腹1分钟。力度很轻。再以手掌揉动1分钟，力度稍重。后找准痛点，以手指逐渐加力至孩子皱眉时，放开，再按，共1分钟。

9 **揉脊柱：** 以中指置于脊柱，从上至下揉之，称揉脊柱，操作3~5次。

肚子咕咕叫 分利泻浊

Q 新新妈：我家新新最近肚子经常咕噜咕噜叫，吃饭也不香，一吃就饱，也不怎么爱喝水，肚子怎么就咕咕叫呢？便便倒也成形，就是酸臭酸臭的。廖教授，您说这该怎么办？是不是胃肠功能紊乱了？能不能用推拿给调理调理？

廖教授支招

肠道蠕动时会有声音，医学上叫肠鸣音。当小孩饥饿的时候，刚喝完饮料和牛奶的时候，声音多些和大些都是正常的。但如果肠道内痰饮增多，代谢产生的气体增多，或者细菌感染等，肚子里会像湍急的水流，叫唤得厉害，那就需要调理了。病理性肠鸣最易引发呕吐、腹胀腹痛、食欲缺乏等症状。治疗病理性肠鸣的关键在于化痰逐水（饮）、化积滞、顺气机。这是推拿强项。

我的处方

- 双清肠、顺运内八卦、揉三阴交和关元、脘腹部操作、揉中脘、按揉足三里。
- 肠鸣阿是穴即为肠鸣作响的位置，将手置于此处，可在听到肠鸣音的同时感受到手下的震动，肠鸣部位多不固定，在上述部位可施行摩法，或揉法，或点按加振颤法。
- 整个操作约 20 分钟，手法力度中等，一般可在 3~5 日后缓解。
- 治疗初期可能导致肠鸣音进一步亢进，无需紧张，这是手法操作对于胃肠产生了一定的作用，有利于疾病的康复，此现象一般在 1~2 日后消失。
- 食物调理，特别要减少山药、红薯、土豆、豆类等产气过多食物的摄入，但随着病情好转，可适当增加，不可因噎废食。

加减方

腹胀腹痛
这是气滞表现，加按揉一窝风、揉胆囊穴。

伴呕吐
胸闷、呕吐痰涎、食欲缺乏是痰饮表现，加掐揉四横纹、运板门、按揉中脘。

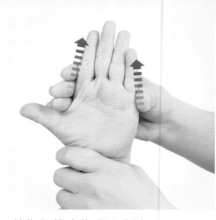

1. 从指根推向指尖 1 分钟。

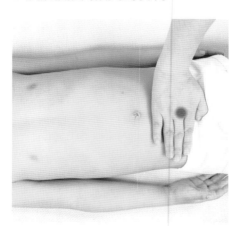

4. 揉关元 1 分钟。

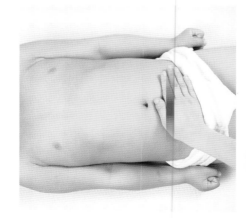

7. 横擦小腹 1 分钟。

1	2	3
4	5	6
7	8	9

推拿顺序

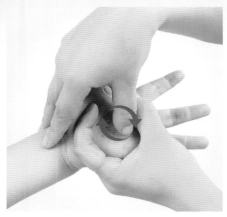

2. 顺时针运内八卦2分钟。

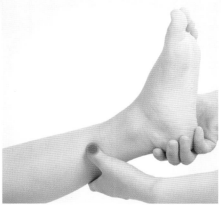

3. 揉三阴交3次按1次。

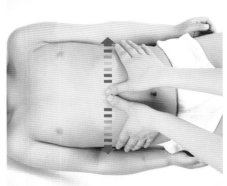

5. 从剑突向下分推至脐3次。

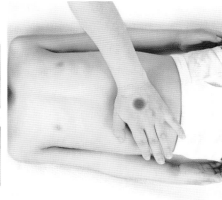

6. 揉腹1~2分钟。

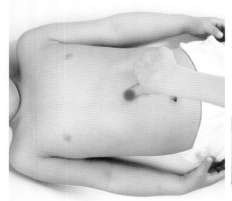

8. 回旋揉动中脘1分钟。

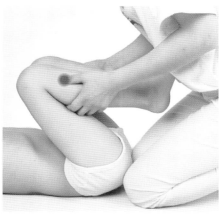

9. 两拇指揉两侧足三里3次按1次，
共1分钟。

推拿及其定位

1 **双清肠：**一手固定孩子手腕，一手拇指与食指相对，同时从孩子食指桡侧缘和小指尺侧缘，由指根向指尖方向推进1分钟。

2 **顺运内八卦：**一手拇指、食指围成圆圈，另一手拇指顺时针快速运2分钟。

3 **4** **揉三阴交和关元：**三阴交，位于内踝直上3寸，胫骨后缘凹陷中。用拇指点揉，可揉3按1。关元，位于下腹部前正中线上，脐下3寸。用手掌揉动1分钟。

5 **6** **7** **脘腹部操作：**分推腹阴阳，用两手拇指从剑突起，分别推向两侧，边推边从上向下移动，直到平脐为止，操作3次；揉腹，以掌根置于腹部回旋揉动1~2分钟，令腹肌松弛，腹部温热；横擦小腹，以全掌横擦小腹1分钟。

8 **揉中脘：**中脘，位于脐上4寸，当剑突下至脐连线的中点。以拇指或中指端回旋揉动1分钟。

9 **按揉足三里：**足三里，位于外膝眼下3寸，胫骨旁开1横指处。用两拇指指腹揉3按1，共1分钟。

夜啼 宁心安神

Q1
莲莲妈：我家莲莲 5 个月大，一到晚上就哭闹不止，也不知道什么原因。喂奶她不吃，尿不湿是干的，也不像是受寒受热啊！请问这是不是一种病呀？有没有推拿方法可以解决？

廖教授支招

先要弄清楚孩子吵夜的原因，再对症下药。可能因为睡眠环境不舒适而哭，比如夜间过饥过饱等，关键就要改善环境；可能因为有不良习惯没有得到满足而哭，比如咬着奶嘴才睡得着觉，没有奶嘴就哭，应纠正其不良习惯；再不然，就应该是夜啼症，以夜啼为主，要针对原发性疾病进行治疗，主要从心肝论治。可以用小儿推拿宁心安神，辅以调理肠胃。

我的处方
- 头面四大手法、黄蜂出洞、横擦涌泉、揉三阴交、揉腹。
- 头面四大手法宜早晨操作，手法轻快。其余手法宜晚上操作，力度稍重。
- 保持周围环境安静，避免强光、声音、影视画面等刺激。

Q2
红红妈：红红 10 个月大，每天在她的小床里就不睡，要人抱着才睡。如果睡着后发现没人抱，就使劲哭。可是抱着睡，我又怕自己睡熟后压到她，这该怎么办呢？

廖教授支招

夜啼是情感交流的需要。晚上大人睡着了，孩子的一举一动再也没有人理会，就只好高声啼哭，以唤起父母对他的注意。孩子分不清黑夜和白天，还没有建立起正常的昼夜节律。所以防治孩子夜啼的关键是促进孩子大脑发育，让孩子尽快建立起昼夜节律。

我的处方
- 在上一穴方的基础上，加心肝同清、清天河水、揉二人上马、掐揉五指节。
- 最好晚上操作。手法力度适中，以小孩不哭为度。操作时间可在半小时左右，或直至小孩睡着。
- 早上可运用健脑益智推拿法（详见 192~193 页）以开启智力，提神醒脑。

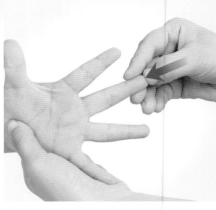

1. 掐中指9次。

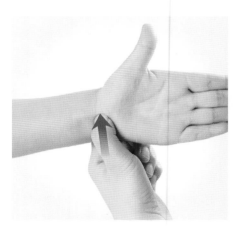

4. 掐总筋9次。

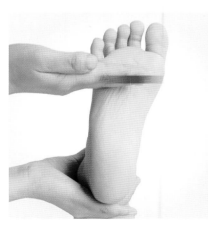

7. 来回擦热涌泉约2分钟。

1 2 3
4 5 6
7 8 9
推拿顺序

推拿及其定位

可配合头面四大手法：开天门、推坎宫、运太阳、揉耳背高骨。（详见78~79页）

1 2 3 4 5 6 **黄蜂出洞：** 操作者一手握孩子手腕，另一手拇指甲先掐心经9次，次掐内劳宫9次，捣小天心64次，掐总筋9次；最后分推手阴阳，每分推3~5次，至两旁时就势点按阳池与阴池1次。此为1遍，操作3~5遍。

7 横擦涌泉： 涌泉，位于脚底，前1/3与中1/3交界处的凹陷中。用手掌侧面来回擦热，约2分钟。

8 揉三阴交： 三阴交，位于小腿内侧，踝关节上3寸。拇指指腹点肉，可揉3按1，共1分钟。

9 揉腹： 以单手全掌置于腹部回旋揉动3分钟，边揉边缓缓在腹部移动。

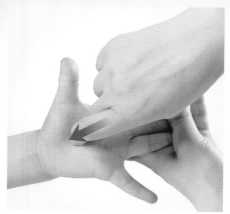
2. 掐内劳宫9次。

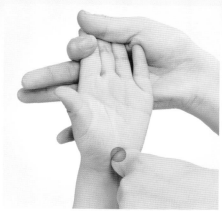
3. 捣小天心64次。

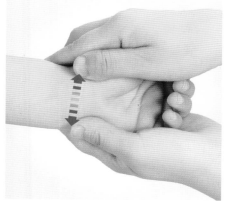
5. 分推手阴阳3~5次。

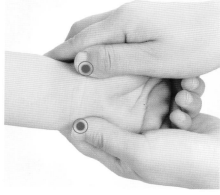
6. 点按阳池与阴池1次。

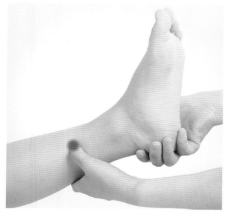
8. 揉三阴交3次按1次，共1分钟。

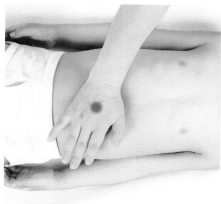
9. 揉腹3分钟。

感冒鼻塞 疏风宣肺通窍

Q 豆豆妈：我家豆豆 3 天前感冒了，鼻塞得厉害，而且总觉得鼻子里面有鼻涕。可是豆豆太小，还不会擤鼻涕，堵得慌，只有张口呼吸，口唇也干得厉害。晚上睡觉鼻子里哼哧哼哧的，也睡不安稳。像豆豆这种情况，有没有什么推拿手法可以缓解呀？

廖教授支招

鼻塞和流涕是感冒的主要症状。感冒导致上呼吸道炎症，而鼻子是上呼吸道的起始，致病菌最先侵犯鼻子。因此感冒好了，鼻塞流涕自然会好。但过程确实令人难受。特别是幼小的孩子，不懂得主动吐痰，不会擤鼻涕，当然就堵得慌。推拿可在鼻子局部操作，只要找准穴位，手法得当，能极大改善病症，减轻孩子的痛苦。

我的处方

- 头面四大手法、清肺经、掐揉二扇门、点肺俞并拿肩井、双点门、拿风池。
- 鼻局部的操作通窍力强，请参考鼻部保健（详见 140~141 页）。
- 整个操作持续 20~30 分钟。
- 若孩子鼻腔分泌物多、干结，可用湿棉签润湿鼻子内部。勿粗暴挖鼻，以免鼻子受伤甚至发炎，而致病情加重。
- 坚持锻炼，增强体质，预防感冒。

加减方

伴恶寒发热

孩子感冒鼻塞严重时，会有恶寒发热的症状，同时头痛难安。这时可给孩子加揉外劳宫、掐揉一窝风、拿列缺以减轻病状。

伴咳嗽痰黄

孩子鼻塞伴有咳嗽，且喉内有痰，呈黄色，多为肺热重。可加掐少商、掐商阳（各10次）、清天柱骨、清天河水。

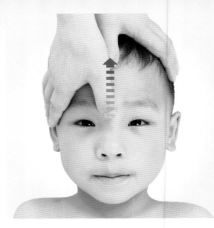

1. 两拇指交替推向发际24次。

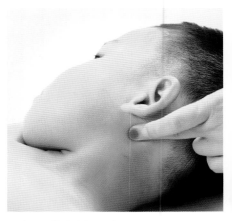

4. 揉耳背高骨50次。

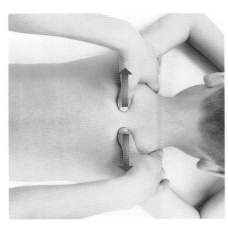

7. 拇指按于肺俞后，轻快拿起肩井1分

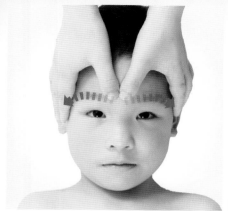

2. 两拇指分推64次。

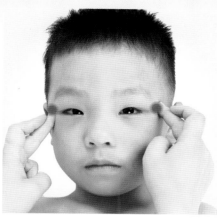

3. 揉太阳1~3分钟。

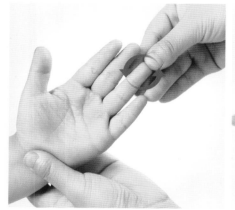

5. 逆时针旋推无名指1分钟。

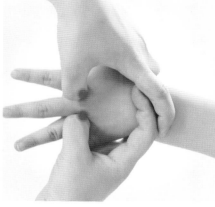

6. 揉二扇门3次掐1次，共半分钟。

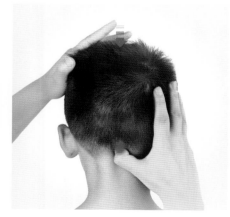

8. 两手同时揉风府、轻弹囟门1分钟。

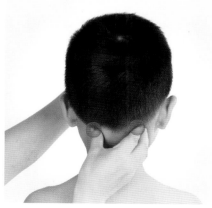

9. 拿风池3次点1次，共1分钟。

1	2	3
4	5	6
7	8	9

推拿顺序

推拿及其定位

1 2 3 4 **头面四大手法：** 开天门，以两拇指在天门穴自下而上交替直推24次。推坎宫，两拇指自眉心向两侧眉梢推动，力度以皮肤发红为度，64次。揉太阳，以两拇指或中指指腹按揉，揉3按1，1~3分钟。揉耳背高骨，以两中指分别置于两耳背高骨，揉3掐1，操作50次。

5 清肺经： 肺经，位于无名指螺纹面，用右手拇指指腹逆时针旋推1分钟。

6 掐揉二扇门： 二扇门，位于手背，中指根两侧凹陷中。两手食指、中指固定孩子手腕，拇指置于中指根两旁凹陷中揉3掐1。反复操作半分钟。

7 点肺俞并拿肩井： 操作者双手拇指置于肺俞，双手其余四指放于肩井，同时轻快向上拿起1分钟。

8 双点门： 囟门，位于前发际正中上2寸；脑门即风府，位于后发际正中直上1寸。右手拇指点按风府，左手食指、中指、无名指轻弹囟门，双手同时操作1分钟。

9 拿风池： 风池，位于胸锁乳突肌与斜方肌上端之间的凹陷处。一手扶孩子前额。一手拇指与食指相对，拿风池，拿3点1。点时方向直指大脑中央，操作1分钟。

鼻炎与感冒 发散与通窍

Q 明明妈妈：孩子 1 岁多，前段时间感冒，伴有发热、头痛、打喷嚏、鼻塞、流清鼻涕的症状。服用葱白和萝卜煎水，现在不热了，头也不痛了，但仍每天鼻塞、流涕、喷嚏。晚上睡觉时张着口呼吸，且呼吸不畅，呼吸声音也很粗，样子很吓人。请问这是因为感冒没有好吗？还是其他什么原因？

廖教授支招

这应该是鼻炎而不是单纯的感冒。感冒、鼻炎都会表现出打喷嚏、鼻塞、流涕的症状，但二者又有差异。感冒一般会出现全身不适的症状，病程为 5~7 天；而鼻炎只是鼻子局部炎症，且病程漫长。建议妈妈在初见孩子鼻塞、流涕和打喷嚏时先按感冒治疗，重在发散祛邪。如果症状长期存在，则按鼻炎治疗。

我的处方

- 开天门、推坎宫、揉太阳、清肺经、拿列缺、掐揉二扇门、揉外劳宫、扳鼻梁、擦鼻旁。
- 鼻局部操作以局部潮红和发热为度。鼻子局部潮红和发热了，就能加强局部血液循环，减轻充血和肿胀，消除炎症，有利于快速修复。
- 整个治疗时间大约 30 分钟。
- 可选用芳香中药，如陈皮 6 克、荆芥 15 克、薄荷 15 克、当归 6 克、藿香 10 克、川芎 10 克、白芷 15 克等打粉，每次用 6 毫升开水浸泡，先薰鼻与咽喉，后内服。
- 治疗期间宜清淡饮食，避寒保暖。雾霾较重时减少户外活动。

加减方

伴黄鼻涕

当孩子体内有风热或肺热时，鼻子容易出现炎症，并在感染后出现流黄鼻涕。伴鼻子不通气，嗓子也不舒服。可加清天柱骨、清天河水以减轻病症。

反复鼻塞

反复鼻塞，会使鼻涕黏稠，晨起多痰，属于痰湿贮肺的情况。可加揉掌小横纹、顺运内八卦、掐揉四横纹以减轻症状。

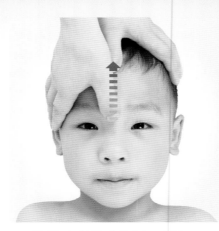

1. 两拇指交替推向发际2分钟。

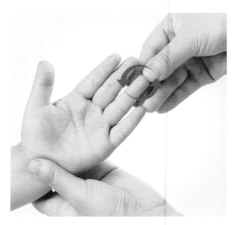

4. 逆时针旋推无名指2分钟。

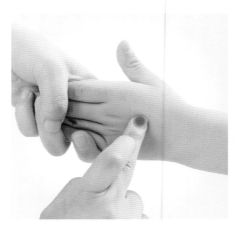

7. 揉外劳宫1分钟。

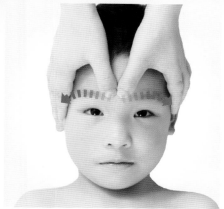

2. 两拇指分推2分钟。

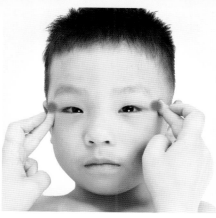

3. 揉太阳1~2分钟。

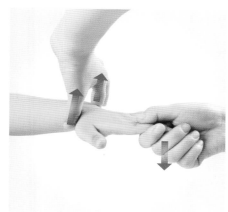

5. 一上一下拿列缺1分钟。

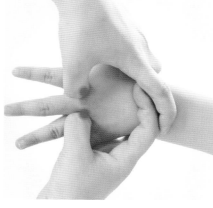

6. 揉二扇门3次掐1次，共30秒。

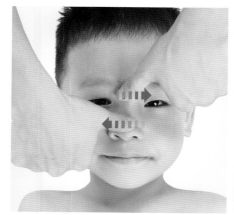

8. 对侧推挤扳动鼻梁约20次。

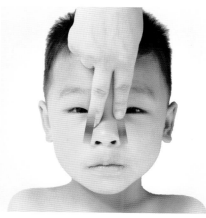

9. 来回擦动鼻旁约1分钟。

1	2	3
4	5	6
7	8	9

推拿顺序

推拿及其定位

1　开天门： 以两拇指交替从两眉正中推向前发际。力度较轻，推至局部潮红为度，操作2分钟。

2　推坎宫： 两拇指自眉心向两侧眉梢推动，力度以皮肤发红为度。操作2分钟。

3　揉太阳： 太阳，位于眉后凹陷处。以两拇指或中指指腹揉动1~2分钟。

4　清肺经： 用拇指指腹逆时针旋推无名指2分钟。力度稍重，带动皮下组织为宜。

5　拿列缺： 一手握住孩子手腕，一手拇指与食指相对卡于列缺，两手协调用力，一上一下拿1分钟。

6　掐揉二扇门： 两手食指、中指固定孩子手腕，拇指置于中指根两旁凹陷中掐揉，揉3掐1。反复操作30秒。

7　揉外劳宫： 左手握住孩子手指，右手中指揉1分钟。

8　扳鼻梁： 一手拇指置于一侧鼻翼，另一手拇指置于对侧鼻根部。两拇指同时用力向对侧推挤扳动鼻梁约20次。

9　擦鼻旁： 将食指、中指指腹置于鼻旁，来回运动，反复擦至皮肤发红，约1分钟。

过敏性鼻炎 *增强适应能力*

Q1

兰兰妈妈：孩子 4 岁半，最近几个月反复感冒，早上总要打喷嚏，流鼻涕。医生诊断这是过敏性鼻炎，测过敏原，说是对牛奶和鸡蛋过敏。现在服用了多种西药，效果并不好。小儿推拿有办法吗？

Q2

元元妈妈：孩子 2 岁，一年到头总是冒湿疹。最近咳嗽，西医说是过敏性咳嗽。联想到元元长期鼻塞，遇到天冷和雾霾天会加重。请问这是不是过敏性鼻炎啊？

廖教授支招

这是过敏性鼻炎。现代医学从查过敏原入手，想方设法要弄清是什么引起的过敏。但过敏物质多得无法计算，医院查不完！因此，我不主张去查。我认为过敏原到处都有，无处不在，早接触比晚接触好。只要不是严重过敏反应，拉拉肚子，塞塞鼻子，长长疹子又有何妨？

在治疗上，我不主张用药。西药有抗过敏药，有激素，确实能很快止痒。但副作用多。中药好吗？一味中药其成分就很复杂，其中也有可能就含过敏原，只不过目前研究太少。小儿推拿治疗各种过敏有优势，治疗过敏性鼻炎更是强项。

我的处方

- 开天门、推坎宫、揉太阳、补肺经、补脾经、推上三关、捏脊并拿肩井、揉风府。
- 平时可以运用鼻部保健。（详见 140~141 页）
- 整个操作时间大约 30 分钟。
- 坚持耐寒能力训练。可从夏天起洗冷水浴。
- 治疗期间宜清淡饮食，避寒保暖。雾霾较重时减少户外活动。

加减方

反复感冒
加拿列缺、掐揉二扇门。

反复咳嗽
加清肺平肝、搓摩胁肋。

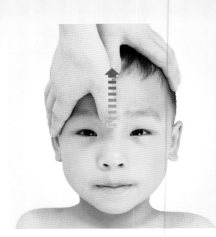

1. 两拇指交替推向发际1分钟。

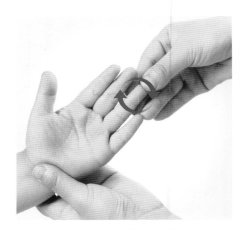

4. 顺时针旋推无名指3分钟。

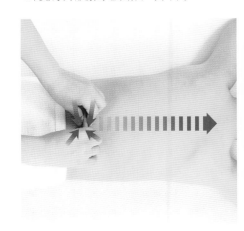

7. 从下向上捏脊。

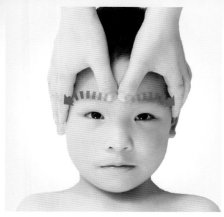

2. 两拇指分推1分钟。

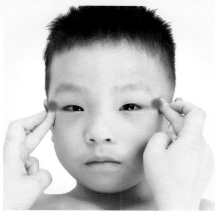

3. 揉太阳2分钟。

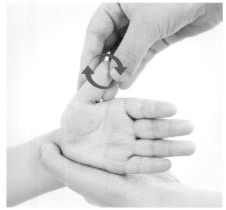

5. 顺时针旋推拇指2分钟。

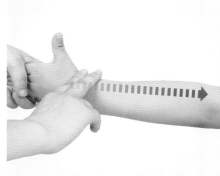

6. 从腕横纹推至肘横纹约2分钟。

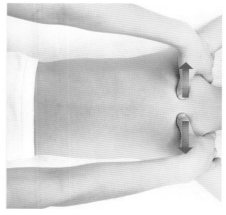

8. 捏脊3遍后捏至大椎拿肩井。
步骤7、8共1分钟。

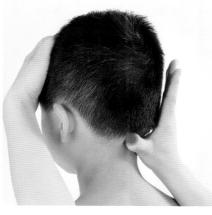

9. 点按风府10次，揉1分钟。

1	2	3
4	5	6
7	8	9

推拿顺序

推拿及其定位

1 **开天门：**以拇指交替从两眉正中推向前发际1分钟。

2 **推坎宫：**两拇指自眉心向两侧眉梢推动1分钟。力度以皮肤发红为度。

3 **揉太阳：**以两拇指或中指指腹揉动2分钟。

4 **补肺经：**左手固定孩子手腕，右手食指、中指、无名指并拢呈凹槽状固定住无名指，用右手拇指顺时针旋推3分钟。

5 **补脾经：**左手固定孩子手腕，右手食指、中指、无名指并拢呈凹槽状固定住拇指，右手拇指顺时针旋转推动2分钟。力度较轻。

6 **推上三关：**操作者一手握孩子手指，另一手食指、中指并拢从腕横纹推至肘横纹。力度稍重，以局部潮红为佳，约2分钟。

7 8 **捏脊并拿肩井：**以两手拇指置于脊柱两侧，从下向上推进，边推边以食指、中指捏拿起脊旁皮肤；每操作3遍至大椎时，就势以拇指置于肺俞，与其余四指相对拿起肩部肌肉。操作1分钟。

9 **揉风府：**风府，位于后发际正中直上1寸，枕外隆凸之下。以中指或拇指屈曲，指端对准风府点按10次，揉1分钟。

鼻部保健 开窍护鼻

鼻是肺的门户，是最早感受到外界气候和空气质量变化的器官。鼻子功能的好坏决定着孩子适应自然的能力和免疫能力。

1.2.3.4.头面四大手法： 开天门，以两拇指在天门穴自下而上交替直推24次。推坎宫，两拇指自眉心向两侧眉梢推动，力度以皮肤发红为度，64次。揉太阳，以两拇指或中指指腹按揉，揉3按1，1~3分钟。揉耳背高骨，以两中指分别置于两耳背高骨穴，揉3掐1，操作50次。

5.双点门： 囟门，位于前发际正中上2寸；脑门即风府，位于后发际正中直上1寸。右手拇指点按风府，左手食指、中指、无名指轻弹囟门，双手同时操作1~2分钟。

6.7.揉迎香与鼻通： 迎香，位于鼻翼外缘中点旁开，当鼻唇沟中取穴。鼻通，位于鼻翼与鼻软骨交界处，左右各一。抱孩子同向坐于腿上，以两手中指置于迎香穴揉3点1，共1分钟，后揉3按1鼻通穴，共1分钟，力度在孩子最大忍受度范围。注意，用力方向应直指后上方（额头所在位置）。

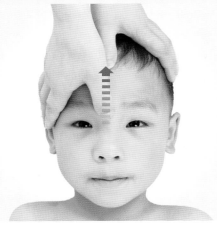

1 两拇指交替推向发际24次。

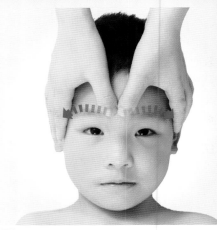

2 两拇指分推64次。

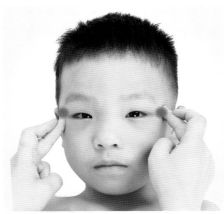

3 揉太阳1~3分钟。

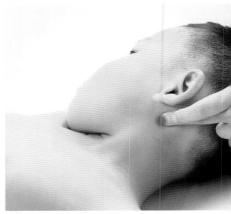

4 揉耳背高骨50次。

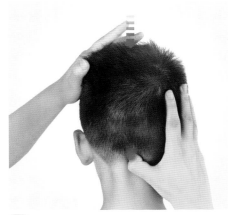

5 两手同时揉风府、轻弹囟门1~2分钟。

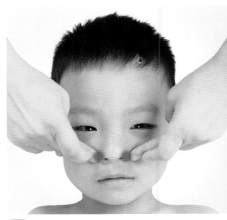

6 揉迎香3次点1次，共1分钟。

8.按攒竹: 攒竹, 位于面部, 当眉头陷中, 眶上切迹处。以一手食指、中指分开, 分别置于穴位上, 揉3按1, 操作2分钟。

9.10.振叩鼻窦: 筛窦, 位于内眼角下方。额窦, 位于攒竹上方。以两拇指按于筛窦所在部位, 揉3振1, 1分钟。后以一手中指置于额窦, 食指指腹紧贴中指背上; 食指快速从中指指背滑落并弹击额窦2分钟。

11.扳鼻梁: 一手拇指置于一侧鼻翼, 另一手拇指置于对侧鼻根部。两拇指同时用力向对侧推挤。一上一下扳动鼻梁约20次。保健可两侧均扳动。如鼻中隔严重偏歪, 应采取与偏歪方向相反的方向扳动。

12.擦鼻旁: 将食指、中指指腹置于鼻旁, 来回运动, 反复擦动至皮肤发红, 约1分钟。

注意事项

手法力度适中, 鼻部操作以局部潮红和发热为度, 整个操作时间大约20分钟, 一般早上或上午进行为宜。鼻塞时不能强行擤鼻, 也不要用手挖鼻。

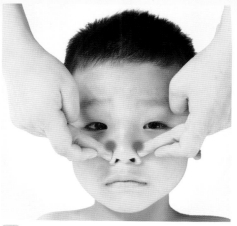

7 揉鼻通3次按1次, 共1分钟。

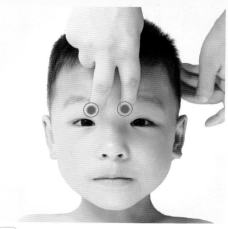

8 按攒竹2分钟。

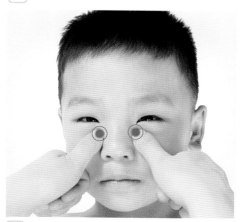

9 按揉筛窦1分钟。

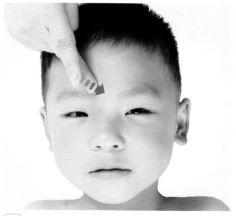

10 弹击额窦2分钟。

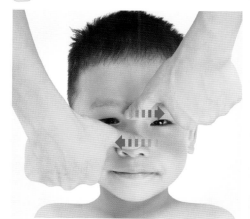

11 对侧推挤扳动鼻梁约20次。

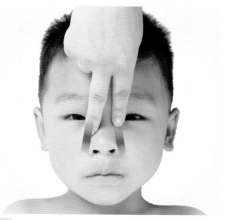

12 来回擦动鼻旁约1分钟。

急性扁桃体炎 清热解毒

Q 帅帅妈：2 天前，帅帅突然咽喉疼痛，不肯吃饭，连水都不愿喝，发热到 38.5℃，医院说是急性扁桃体炎，要输液。他以前发作，都要输液才能压下去。这次我们不想输液了，担心长此以往，治标不治本，让小孩子使用过多抗生素。帅帅现在 3 岁，懂事了，自己也说不想打针输液。

查体：体温 38.5℃，双侧扁桃体充血肿大，右侧尤其大，且表面有脓点，双侧下颌淋巴结肿大。

廖教授支招

扁桃体和身体免疫功能的发育在 3～7 岁最明显，这也是急性扁桃体炎成为幼儿常见病和多发病的主要原因。其实，这种炎症正是人类从幼小变得成熟的必由之路。所以面对急性扁桃炎，家长大可不必慌张！

急性炎症的特点是红、肿、热、痛，这在急性扁桃体炎表现最明显。红得发紫（绛），肿得如灯笼，热度可上 40℃，痛得钻心。除此之外，它还化脓。西医碰到它，没有不用抗生素的，输液更是家常便饭。

我强烈建议一般情况下不用抗生素，用推拿。用了抗生素可以很快退热并消炎，但容易形成依赖。一般情况下，运用抗生素或输液的指标是：❶ 引起颈深部扁桃体周围脓肿；❷ 咽后脓肿及咽旁脓肿；❸ 急性中耳炎、急性鼻炎、鼻窦炎，急性支气管炎等。急性扁桃炎是热毒太深重的表现，治疗以清热、解毒、排脓为主。

我的处方

- 掐少商、咽喉操作法、清天柱骨、点曲池、揉涌泉。
- 禁辛辣、温燥食物，多喝西瓜汁、梨汁、鲜藕汁等。
- 可用丝瓜 1 根，海带 30 克，蒲公英 30 克，煎汤服用。

加减方

喉咙痛
表现为吞咽不进，可加拿列缺。

高热
加退六腑、水底捞明月。

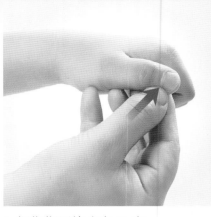

1. 拇指指甲掐少商 10 次。

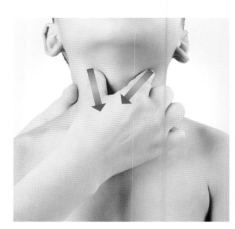

4. 轻拿人迎约 1 分钟。

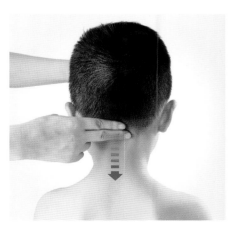

7. 轻拍后颈 20 余次后，下推至大椎，至局部潮红。

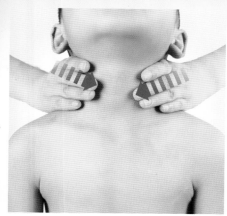

2. 横行推抹喉部约 1 分钟。

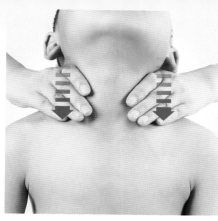

3. 上下推抹喉部 10 余次。

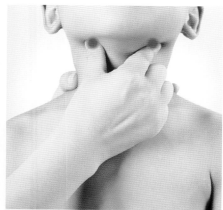

5. 点揉扁桃点 1 分钟。

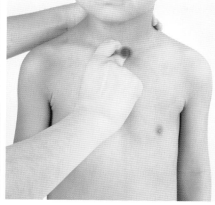

6. 轻揉天突 1 分钟。

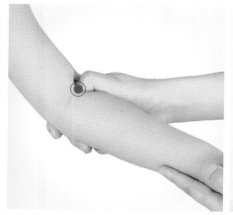

8. 拇指点按曲池 10 次。

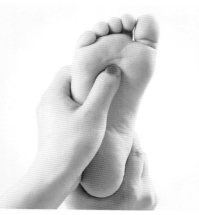

9. 揉涌泉 3 次点 1 次，约 1 分钟。

1	2	3
4	5	6
7	8	9

推拿顺序

推拿及其定位

1 掐少商： 少商，位于拇指桡侧指甲根旁 0.1 寸。用拇指指甲掐 10 次。

2 3 4 5 6 咽喉操作法： 抱孩子坐于腿上，背对操作者，操作者双手从两侧围住孩子颈部，以食指桡侧分别贴于喉结两侧，先横行推抹，去重回轻约 1 分钟；后以食指指腹在喉结两旁从上向下推抹 10 余次；再以拇指与食指分别置于两侧人迎穴轻拿约 1 分钟；点揉扁桃点，以拇指、食指相对，置于两侧扁桃点，向扁桃体方向，揉 3 振 1；最后轻揉天突 1 分钟。

7 清天柱骨： 一手扶孩子前额，另一手先以食指、中指并拢轻拍后颈 20 余次，然后由后发际线推至大椎。局部潮红为度。

8 点曲池： 曲池，屈肘成直角，在肘横纹外侧端与肱骨髁连线中点。用拇指点按 10 次。

9 揉涌泉： 涌泉，位于脚底，前 1/3 与中 1/3 交界处的凹陷中。用拇指点揉，每揉 3 点 1，约 1 分钟。

慢性扁桃体炎 增强免疫

Q 帅帅妈：廖教授，帅帅这次咽喉痛，您说是急性化脓性扁桃体炎。但平常他也常喊咽喉不舒服，还不时地清嗓子这情况是不是存在慢性扁桃体炎的可能呢？如果是，应该怎样预防和治疗？像这次的急性发作，今年已经是第 3 次了。有人建议干脆将扁桃体切除。您认为怎样呢？

廖教授支招

帅帅的扁桃体 3 次发病，就是因为存在慢性扁桃体炎。慢性扁桃体炎的主要表现还真是帅帅平常经常喊的"喉咙干、痒，喉咙里面有东西，不舒服"，有时还会一阵阵咳嗽。切除扁桃体，是彻底消除了这种隐患，但也丢失了它的免疫功能。没有扁桃体，病毒也可以侵入或依附到其他器官。所以关键不是切除扁桃体，而是增强身体的抵抗能力。其实，对于慢性扁桃体炎，只要坚持每天推拿，完全是能够缓解症状，甚至彻底治好的。

我的处方

● 推上三关、捏脊并拿肩井、擦头项之交、清天柱骨、咽喉操作法。

● 多喝水，多吃金橘、雪梨等水果。忌吃辛燥煎炸之品。

● 保持口腔清洁，食后漱口。

加减方

反复感冒

肺脾气虚，致反复感冒。表现为经常咽喉不利，时时咳痰清稀，神疲倦怠。应补益肺脾，利咽散结。可加揉外劳宫、揉一窝风、开璇玑、丹田操作法、横擦腰骶、揉足三里。

咽干口燥

这是因为肺肾阴虚，表现为清嗓频频，时有干咳，午后潮热，手足心热，舌质红而干。需要滋养肺肾，清咽利喉。可加清心经、清肝经、揉二人上马、揉三阴交、掐揉小横纹、四横纹。

反复发作

这时表现为咽干不适，有异物感，或咽部刺痛，反复发作。需要化痰逐瘀，利咽散结。可加清脾经、掐揉小横纹、顺运内八卦、分推腹阴阳。

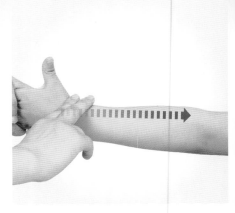

1. 从腕横纹推至肘横纹，以局部潮红为度。

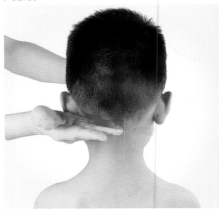

4. 来回擦动至透热。

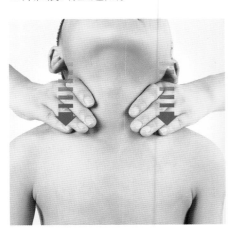

7. 从上至下推抹喉部10余次。

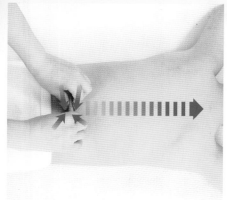

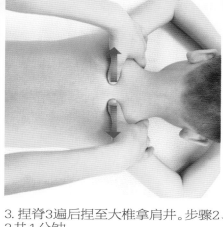

2. 从下向上捏脊。

3. 捏脊3遍后捏至大椎拿肩井。步骤2、3共1分钟。

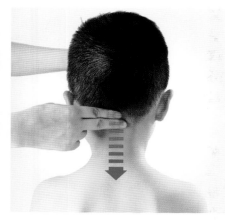

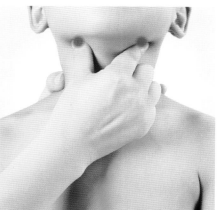

5. 轻拍后颈20余次后，下推至大椎，至局部潮红。

6. 横向推抹喉部约1分钟。

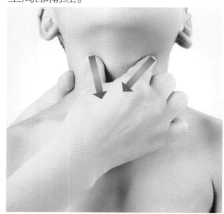

8. 轻拿人迎约1分钟。

9. 点揉扁桃点1分钟。

1 2 3
4 5 6
7 8 9
推拿顺序

推拿及其定位

1 **推上三关：** 操作者一手握孩子手指，另一手食指、中指并拢从腕横纹推至肘横纹。力度稍重，以局部潮红为度。

2 3 **捏脊并拿肩井：** 以两手拇指置于脊柱两侧，从下向上推进，边推边以食指、中指捏拿起脊旁皮肤；每操作3遍至大椎时，就势以拇指置于肺俞，与其余四指相对拿起肩部肌肉。操作1分钟。

4 **擦头项之交：** 头项之交即风池、风府所在连线。一手扶孩子前额，一手小鱼际横置于风池风府所在位置，快速来回擦动，边擦边移动，先擦一侧，再擦正后方，再到另一侧，直至擦遍整个枕部及侧方，透热为度。

5 **清天柱骨：** 一手扶孩子前额，另一手先以食指、中指并拢轻拍后颈20余次，然后由后发际线推至大椎。局部潮红为度。

6 7 8 9 **咽喉操作法：** 抱孩子坐于腿上，背对操作者，操作者双手从两侧围住孩子颈部，以食指桡侧分别贴于喉结两侧，先横行推抹，去重回轻约1分钟；后以食指指腹在喉结两旁从上向下推抹10余次；再以拇指与食指分别置于两侧人迎穴轻拿约1分钟；点揉扁桃点，以拇指、食指相对，置于两侧扁桃点，向扁桃体方向，揉3振1，共1分钟。

腺样体肿大 首要消肿

Q 瑞瑞妈妈：我想问问6岁的小孩子睡觉打鼾，这个正常吗？最近发现我们家瑞瑞睡觉时竟然开始打鼾，声音还挺大。睡觉时他甚至张着嘴，感觉睡得也不踏实。这令我挺担心。廖教授，麻烦您给瞧瞧，这到底怎么回事啊，能采取点什么办法不？

廖教授支招

打鼾非但不正常，甚至是一种病态。孩子腺样体肿大，引起气道狭窄，是引发孩子鼾声的常见原因。腺样体长在鼻咽部顶部与咽后壁处，具有免疫功能，能抵抗病菌的入侵。腺样体肿大，多因炎症刺激引起，治疗不及时，小则会引发支气管炎等相邻器官的炎症，大则会导致气道长期不通畅，甚至引发心血管疾病。腺样体肿大的治疗方法当然是消肿。肿胀多因为热毒，因为痰浊。所以，中医治疗的关键是清热解毒，化痰通窍。

我的处方

- 点揉肺俞、拍清肺经循行路线、揉迎香、拿扁桃点、点廉泉、拿揉颈后三线。
- 最好于早晨操作。整套操作15分钟左右。
- 大多有效，但疗程较长，应该持之以恒。中途如遇感冒、鼻炎、发热等症状加重或暴发，应先治其感冒、鼻炎和发热。
- 加强耐寒能力训练，深呼吸训练。

加减方

伴呼吸急促

呼吸急迫、鼾声如雷、口渴、咳嗽痰黄，是热毒重的表现，这时可加抱肚法、推桥弓。

痰浊重

表现为声音嘶哑、干呕、喉间痰鸣，这时可加点缺盆、捋中指。

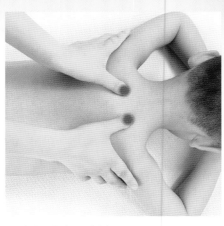

1. 点揉肺俞1分钟。

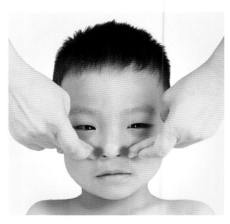

4. 中指点揉迎香1分钟。

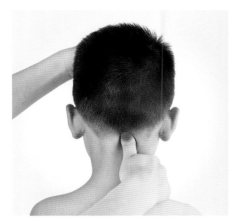

7. 揉正中线3~5遍。

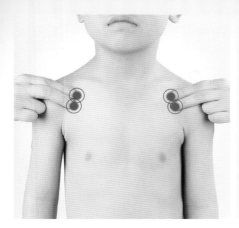

2. 扣拨云门和中府6~9次。

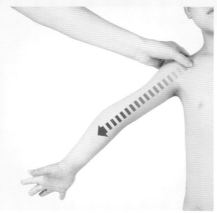

3. 从云门沿前臂内侧桡侧缘从上向下推10次。

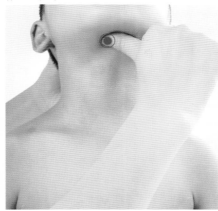

5. 向扁桃体方向揉3振1。

6. 点按廉泉10次。

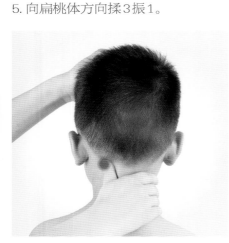

8. 从上至下揉左线、右线各3~5遍。

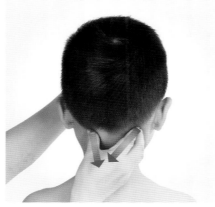

9. 从上至下拿起两旁肌肉。

1	2	3
4	5	6
7	8	9

推拿顺序

推拿及其定位

1 点揉肺俞：肺俞，位于背部，第3胸椎棘突下旁开1.5寸，左右各一。以两拇指揉动1分钟。

2 3 拍清肺经循行路线：两拇指置于肺俞固定，两食指和中指分别扣拨云门（锁骨外端下的凹陷中）和中府（云门直下1寸）6~9次；后以手醮凉水或湿毛巾从云门沿前臂内侧桡侧缘从上向下推10次；轻拍令局部红赤。

4 揉迎香：迎香，鼻翼外缘中点旁开，当鼻唇沟中取穴。用中指指腹点揉1分钟。

5 拿扁桃点：以拇指、食指相对，置于扁桃点，向扁桃体方向揉3振1，共1分钟。

6 点廉泉：廉泉，位于前正中线上，喉结上方，舌骨上缘凹陷处。一手中指或拇指端点按廉泉10次。

7 8 9 拿揉颈后三线：颈后正中和旁开1.5寸三条线谓之颈后三线。先以拇指指腹从上至下揉正中线、左线、右线各3~5遍。后以拇指与其他四指相对，从上至下拿起两旁肌肉左线、右线各拿10遍。

鹅口疮 清心泻脾

Q 妞妞妈：7 天前孩子受凉之后发热咳嗽，现在好了，但仍烦躁不安，不愿吃东西，一喂东西就哭，大便也不好解。今天早晨我才发现孩子嘴里长了好多苔藓样的白屑，就像吃完奶留下的奶片一样，一块一块，一条一条紧紧地附着在舌头、上腭、牙龈上面。擦不掉，而且一擦，孩子就痛得哭。廖教授，你说孩子的症状跟这层白膜有关吗？为什么长白膜呀？能用推拿的方法治吗？

廖教授支招

当然有关，这叫鹅口疮！"脾气通于口，心开窍于舌"（《内经》），所以是心和脾出了问题。中医认为鹅口疮急性期属于心火或脾热（夹湿浊），后期属于气阴两虚。在治疗上，西医以针对白色念珠菌的药物去抑制或杀灭它。而中医重点辨识其为心火，还是脾热夹湿浊，还是气阴两虚。再采用泻心火，泻脾浊，或益气养阴的方法对体质和脏腑进行调节。可用推拿的方法来治疗。

我的处方

● 清补脾经、清心经、清胃经、掐揉四横纹、揉板门、掐揉承浆、掐合谷、清天河水。
● 每次操作约 20 分钟，操作时手法可稍重。
● 治疗期间要注意孩子的饮食卫生，奶瓶、奶嘴都要先消毒，吃完东西以后要及时清理口腔。
● 注意让孩子多喝水，禁食过冷、过热和过硬的食物，以避免对口腔的刺激。
● 可以配合外用冰硼散。

加减方

口腔红赤明显
可加掐揉曲池、掐十宣。

口腔疼痛加剧
可加揉颊车。

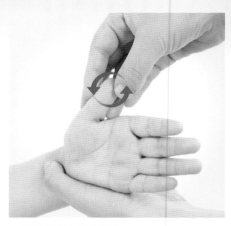

1. 逆时针旋推拇指。

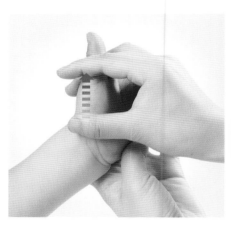

4. 从上至下直推胃经3分钟。

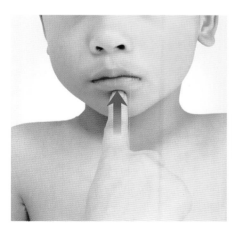

7. 掐揉承浆约10次。

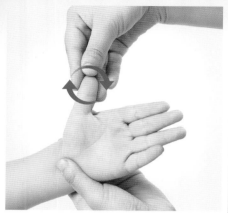

2. 顺逆时针旋推拇指, 与步骤1共 2分钟。

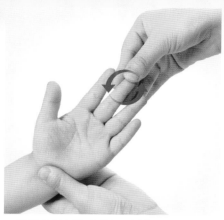

3. 逆时针旋推中指3分钟。

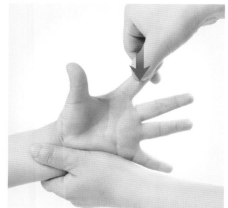

5. 从食指至小指逐一掐揉为1遍, 共10遍。

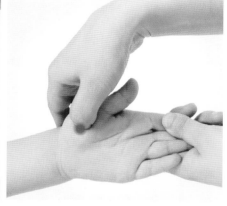

6. 揉板门3次掐1次, 共2分钟。

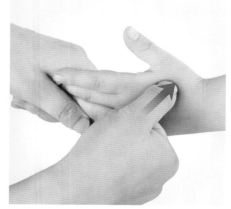

8. 掐揉合谷10次。

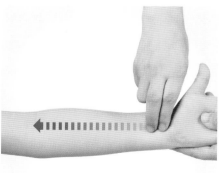

9. 从腕横纹中点推至肘横纹中点, 至红赤。

1	2	3
4	5	6
7	8	9

推拿顺序

推拿及其定位

1 **2** **清补脾经:** 脾经, 位于拇指螺纹面。左手固定孩子手腕, 右手食指、中指、无名指并拢呈凹槽状固定住拇指, 右手拇指逆时针旋转推动, 继则顺时针旋转推动2分钟。

3 **清心经:** 心经, 位于中指螺纹面。左手固定孩子手腕, 右手食指、中指、无名指并拢呈凹槽状固定住中指, 右手拇指逆时针旋转推动3分钟。

4 **清胃经:** 胃经, 位于第一掌骨桡侧缘。一手叉于孩子虎口以固定之, 另一手拇指快速从上至下推3分钟。

5 **掐揉四横纹:** 四横纹, 位于手掌面, 食指、中指、无名指、小指第1指间关节纹路处。用拇指逐一掐揉, 每处揉3掐1。从食指至小指为1遍, 共10遍。

6 **揉板门:** 板门, 位于手掌大鱼际中央(点)及整个平面。用拇指或中指指端掐揉, 多揉3掐1, 共2分钟。

7 **掐揉承浆:** 承浆, 位于下唇下, 颏唇沟正中的凹陷。食指掐约10次。

8 **掐合谷:** 合谷, 在手背, 第1、2掌骨间, 当第2掌骨桡侧的中点处。左手握住孩子手指, 右手拇指掐揉10次。

9 **清天河水:** 一手拇指按于内劳宫, 另一手拇指或食指、中指, 从腕横纹中点推至肘横纹中点。以红赤为度。

口腔溃疡 清热泄火解毒

Q 石头妈妈：我家孩子经常口腔溃疡，疼得饭都吃不下，有时连觉也睡不好。孩子这么受罪，我看着非常心疼。请问这个病症是由上火引起的吗？孩子平时就喜欢吃些又辣又油腻的食物，又不爱吃蔬菜和水果，口腔溃疡跟这些饮食习惯有关吗？这种情况用推拿的方法能彻底治好吗？

廖教授支招

的确，口腔溃疡的发生与上火密切相关。而且，口腔溃疡的发病常常与喝牛肉汤、羊肉汤等相关。石头不就是爱吃又辣又油腻的食物吗？中医认为既然溃疡是长在口腔里的，那多半就是心火和脾热了。所以，治疗口腔溃疡的关键是清热泻火解毒。当然，这次火热清理之后，仍可能会在条件成熟的时候，再次发生。因此，要想长期不口腔溃疡，还应该铲除热毒滋生的环境，应该化积滞，保证肠道的清洁。

我的处方

- 清心经、清胃经、清脾经、双清肠、清天河水、掐揉肾纹、分推手阴阳、分推地仓。
- 整个操作持续 20 分钟，手法宜轻柔。
- 注意保持口腔清洁，经常用淡盐水漱口；也可用金银花、板蓝根、薄荷等煎汤漱口。
- 饮食以清淡为主，少吃煎炸、油腻、过烫和过硬的食物。
- 可给孩子口服维生素 C 片，多食用富含维生素的蔬菜水果。
- 多补充水分，以保持大便通畅。

加减方

突发溃疡

突发溃疡时，溃疡处特别疼痛，有烧灼感。还伴有唇舌肿胀，小便黄赤，伴有疼痛，睡不好觉。妈妈可以加清天河水、揉三阴交来减轻孩子的病症。

反复发作

体内脾热，这时表现为溃疡反复发生，会出现流涎、口臭、口干舌燥、大便坚硬等症状，主要为体内积滞所致。加掐揉四横纹、捏脊、揉腹、清天柱骨和下推七节骨。

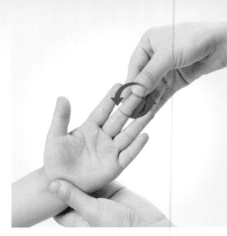

1. 逆时针旋推中指3分钟。

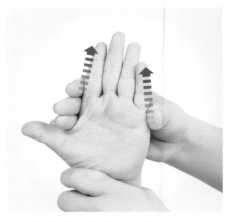

4. 从指根推向指尖3分钟。

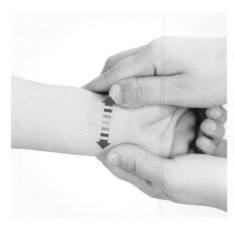

7. 拇指向两侧推3次。

1	2	3
4	5	6
7	8	9

推拿顺序

推拿及其定位

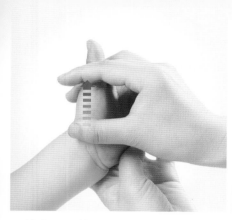

2. 从上至下推胃经3分钟。

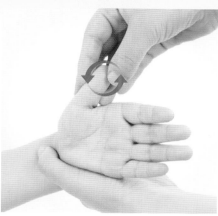

3. 逆时针旋推拇指3分钟。

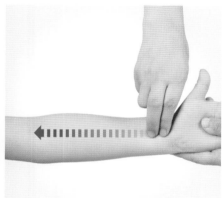

5. 从腕横纹中点推至肘横纹中点，至红赤。

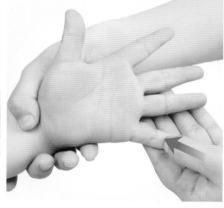

6. 掐揉肾纹1分钟。

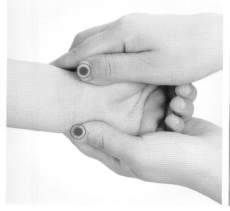

8. 分推后就势按揉阴池和阳池，与步骤7共2分钟。

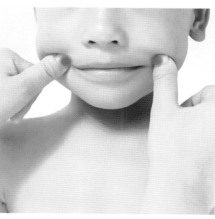

9. 揉地仓3次后，向外推按1次，共2分钟。

1 清心经：心经，位于中指螺纹面。左手固定孩子手腕，右手食指、中指、无名指并拢呈凹槽状固定住中指，右手拇指逆时针旋转推动3分钟。

2 清胃经：胃经，位于第1掌骨桡侧缘。一手叉于孩子虎口以固定，另一手拇指快速从上至下推3分钟。

3 清脾经：脾经，位于拇指螺纹面。左手固定孩子手腕，右手食指、中指、无名指并拢呈凹槽状固定住拇指，右手拇指逆时针旋转推动3分钟。

4 双清肠：一手固定其手腕，一手拇指与食指相对，同时从孩子食指桡侧缘和小指尺侧缘，由指根向指尖方向推进3分钟。该法力度轻，频率快。

5 清天河水：一手拇指按于内劳宫，另一手拇指或食指、中指，从腕横纹中点推至肘横纹中点。以红赤为度。

6 掐揉肾纹：肾纹，位于小指第1指节纹路。用拇指掐揉1分钟。

7 8 分推手阴阳：两手拇指置于总筋，从中央向两旁分推，每分推3次至两旁时，就势点按两旁的阴池和阳池，共2分钟。

9 分推地仓：地仓，位于口角旁0.4寸，上正对瞳孔。两手拇指分别置于两侧地仓同时揉之，每揉3次向外推按1次，共2分钟。

睑腺炎（麦粒肿）
清热解毒排脓

　　睑腺炎（麦粒肿），即小疖肿，也叫针眼。中医认为脓是热毒与瘀血和痰浊等相结聚而形成，是肝脾的问题，所以治疗时主要以清热解毒为主。

1. 清脾经： 脾经，位于拇指螺纹面。左手固定孩子手腕，右手食指、中指、无名指并拢呈凹槽状固定住拇指，右手拇指逆时针旋转推动1分钟。

2. 清肝经： 肝经，位于食指螺纹面。左手固定孩子手腕，右手食指、中指、无名指并拢呈凹槽状固定住食指，右手拇指逆时针旋转推动2分钟。

3. 推坎宫： 坎宫，位于眉心至两眉梢成一横线。两拇指自眉心向两侧眉梢推动，力度以皮肤发红为度。

4. 点按睛明： 睛明，位于目内眦内侧稍下方凹陷处。以一手小指指腹点按10次。

5. 揉太阳： 太阳，位于眉后凹陷处。以两拇指或中指指腹揉动，顺时针、逆时针方向均可，揉动2分钟。

6. 掐肾纹： 掐揉肾纹，位于小指第1指节纹路。用拇指掐揉1分钟。

注意事项

手法操作轻柔，保持眼睑清洁。发病初期可用湿毛巾热敷，每次敷30分钟左右，每日1~3次。成熟后用消毒针头刺破肿胀，挑出脓头。

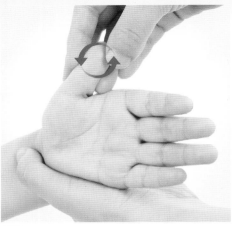

1　逆时针旋推拇指1分钟。

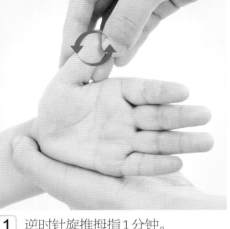

2　逆时针旋推食指2分钟。

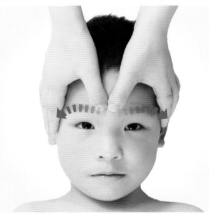

3　两拇指分推，以皮肤发红为度。

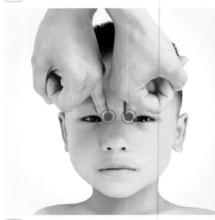

4　小指指腹点按睛明10次。

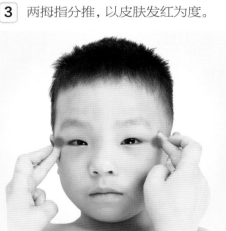

5　揉太阳2分钟。

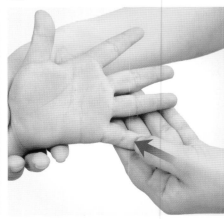

6　掐揉肾纹1分钟。

流鼻血 清热凉血

导致流鼻血的原因无非就是鼻部外伤和脏腑功能失调。外伤易判断，如果不是外伤所致，出血量多，血液经常流，就有可能是脾胃有热或肝火旺。所以，当务之急是尽快止血，再以润燥去热为主要治法。

1. 补脾经： 脾经，位于拇指螺纹面。左手固定孩子手腕，右手食指、中指、无名指并拢呈凹槽状固定住拇指，右手拇指顺时针旋转推动1~3分钟。

2. 掐右端正： 中指甲根两侧赤白肉际处，尺侧右端正。以食指掐1分钟。

3. 清天河水： 一手拇指按于内劳宫，另一手拇指或食指、中指，从腕横纹中点推至肘横纹中点，以红赤为度。

4. 拍脑门： 脑门即后脑勺。一手扶前额，一手蘸凉水轻轻拍头颈之交2分钟。

5. 按压法： 双手拇指紧紧按压鼻翼。

6. 冷敷法： 将冷水浸湿过的毛巾或冰袋敷于孩子额头或颈部。

注意事项

多用冷水为介质，血遇冷就会凝固。平时也可用白茅根、生地、桑叶、菊花等煎水内服。

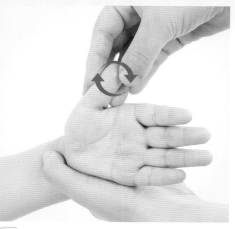

1 顺时针旋推拇指1~3分钟。

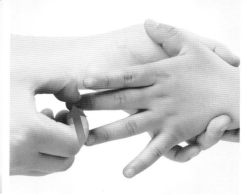

2 掐右端正1分钟。

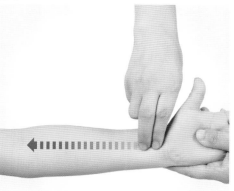

3 从腕横纹中点推至肘横纹中点，至红赤。

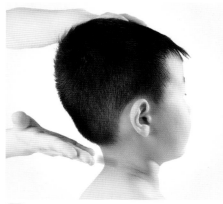

4 拍脑门2分钟。

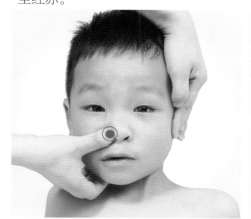

5 按压鼻翼。

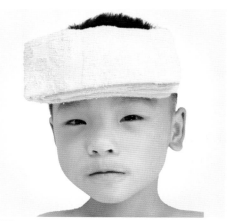

6 冷敷孩子额头或颈部。

口气 化腐排浊

　　有口气要么是口腔问题，要么是脾胃问题。不论什么原因，只要有口气就是腐浊太重了。因此，口臭的治疗在于化腐、排浊。

1.清胃经： 胃经，位于第一掌骨桡侧缘。一手叉于孩子虎口以固定之，另一手拇指快速从上至下推2~3分钟。

2.补脾经： 脾经，位于拇指螺纹面。用拇指指腹在孩子的拇指螺纹面顺时针旋推3分钟。

3.捏挤板门： 板门，位于手掌大鱼际中央（点）及整个平面（面）。以双手拇食共四指相对，置于板门周围（正方形）同时向大鱼际中点推挤。操作10次。

4.双清肠： 一手固定其手腕，一手拇指与食指相对，同时从孩子食指桡侧缘和小指尺侧缘，由指根向指尖方向推进3分钟。该法力度轻，频率快。

5.退六腑： 操作者一手握其手腕，另一手食指、中指指腹从肘横纹推至腕横纹。操作3分钟，以局部潮红为度。

6.揉中脘： 中脘，位于脐上4寸，当剑突下至脐连线的中点。以拇指或中指端回旋揉动3~5分钟。

注意事项

监督孩子每天认真刷牙、漱口。饭后用舌头在上下牙床间搅动，去除残留的食物，并对牙龈抚触。

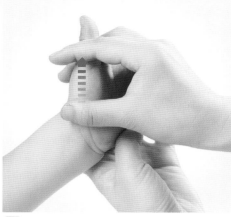
1 从上至下推胃经2~3分钟。

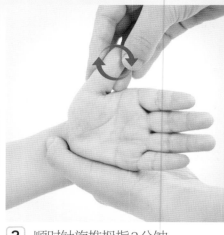
2 顺时针旋推拇指3分钟。

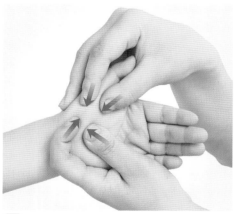
3 捏挤板门10次。

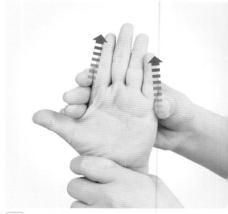
4 从指根推向指尖3分钟。

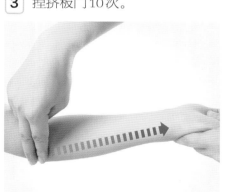
5 从肘横纹推至腕横纹3分钟。

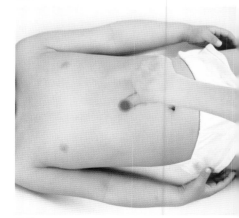
6 回旋揉动中脘3~5分钟。

打嗝 止呃

　　打嗝的治疗原理有二：一是降气，二是缓解膈肌痉挛。

1. 掐中冲： 中冲，位于中指尖端的中央。拇指甲掐10次。

2. 点按攒竹： 攒竹，位于面部，当眉头陷中，眶上切迹处。食指、中指分开，分别置于穴位上进行点按。操作3分钟。

3.4. 点揉膈俞： 膈俞，位于背部，第7胸椎棘突下旁开1.5寸，左右各一。先以两拇指点揉1分钟；后以小鱼际或掌根垂直置于两侧膈俞连线上，快速往返来回直线运动3分钟，力度以孩子耐受为度，令局部透热。

5. 按内关： 内关，位于前臂正中，腕横纹上2寸，两肌腱之间。以中指指腹按于该穴，逐渐加力至局部酸胀，停留3~5秒后，放开，再按，1分钟。共操作3分钟。

6. 揉中脘： 中脘，位于脐上4寸，当剑突下至脐连线的中点。以拇指或中指端回旋揉动中脘3分钟。

注意事项

手法宜重，故意把孩子弄哭，常能止呃。或是配合深呼吸，深吸一口气，憋住，一直达到憋气的极限。也可喝一大口水，分若干小口快速咽下去，或者捏住鼻子喝水。

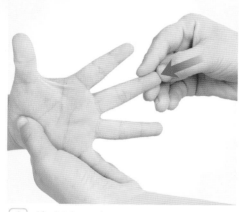

1　掐中冲10次。

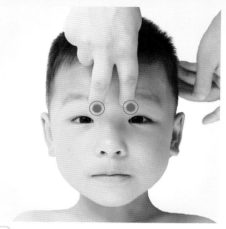

2　点按攒竹3分钟。

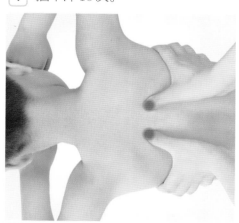

3　点揉膈俞1分钟。

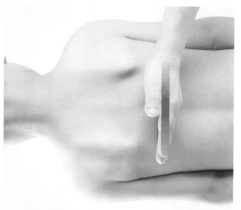

4　来回横擦膈俞3分钟至透热。

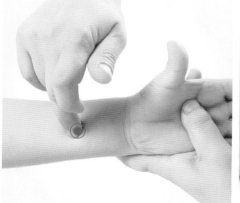

5　中指按压，逐渐加力，停留3~5秒后放开，再按，1分钟。共3分钟。

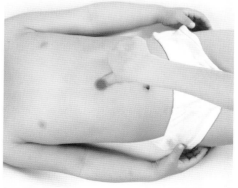

6　回旋揉动中脘3分钟。

晕车 止晕动

中医认为晕车是人体升降紊乱的表现，所以我们在晕车时掐揉板门使人体内升降协调。

1. 按内关：内关，位于前臂正中，腕横纹上2寸，两肌腱之间。以中指指腹按于该穴，逐渐加力至局部酸胀。保持该力度直至症状缓解。

2. 掐揉板门：板门，位于手掌大鱼际中央（点）及整个平面。用拇指或中指端揉掐板门，以局部有酸胀感为宜。直至症状缓解。

3. 生姜敷贴肚脐：生姜切成片置于肚脐上，具有温补阳气，提升正气，增强抵抗力的作用。

4. 点揉足三里：足三里，位于外膝眼下3寸，胫骨旁开1横指处。用双拇指同时点揉双侧足三里3分钟。

5. 摩囟门（百会）：以一手食指、中指、无名指置于囟门轻轻摩动1分钟。百会操作与囟门相同，1岁半孩子囟门闭合，以百会代之。

6. 揉太阳：太阳，位于眉后凹陷处。以拇指或中指指腹揉1分钟。头昏时用。

注意事项

保证乘交通工具前，应有足够的睡眠，且不可以过饥或过饱。可以吃姜预防晕车，不吃有强烈刺激性气味和味道的食物。

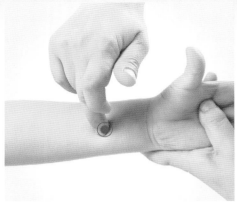

1 中指按压，逐渐加力，至症状缓解。

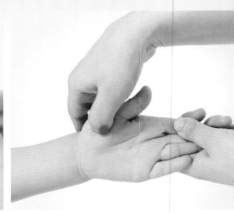

2 掐揉至症状缓解。

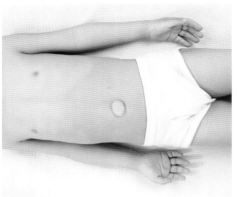

3 生姜敷贴肚脐。

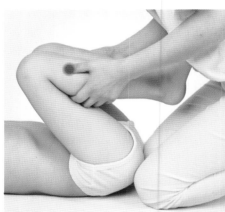

4 两拇指同时点揉两侧足三里3分钟。

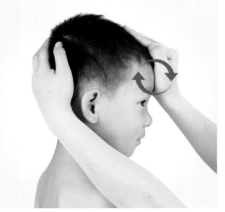

5 轻轻摩动囟门1分钟。

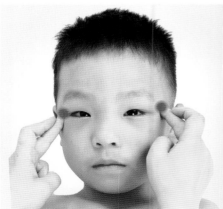

6 揉太阳1分钟。

中暑 降温补水

　　由于孩子不从事体力活动，所以孩子中暑多因为夏天气温、湿度太高，而没有及时补水。

1.掐十宣： 十宣,位于指尖距指甲0.1寸处。拇指甲逐一掐之。操作2~3遍。

2.掐人中： 以拇指甲掐人中。急救时重掐，直至苏醒；一般治疗轻掐10余次，以孩子能忍受即可。

3.清心经： 心经，位于中指螺纹面。左手固定孩子手腕，右手食指、中指、无名指并拢呈凹槽状固定住中指，右手拇指逆时针旋转推动3~5分钟。

4.打马过天河： 以中指运内劳宫数遍，后一手拇指按住内劳宫，一手食指、中指、无名指沿前臂掌侧正中线，从腕横纹拍打至肘横纹3~5分钟，至局部红赤为度。

5.清天柱骨： 一手扶孩子前额，另一手蘸水，先以食指、中指并拢轻拍后颈部20余次，然后由后发际线推至大椎3~5分钟，以局部潮红为度。

6.拿肩井： 肩上大筋即为肩井。拇指和其余四指相对拿住大筋。轻快向上拿起1分钟。

注意事项

中暑后马上把孩子抱到阴凉通风地方，喝点淡盐水，或服用解暑药。

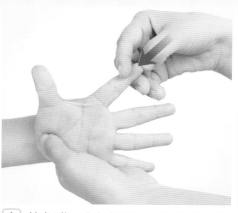

1 从拇指到小指逐一掐十宣，共2~3遍。

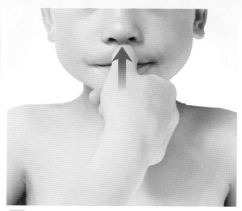

2 掐人中10余次。

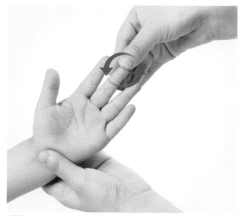

3 逆时针旋推中指3~5分钟。

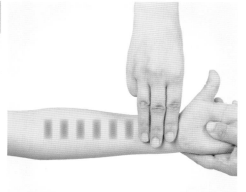

4 从腕横纹拍打至肘横纹3~5分钟。

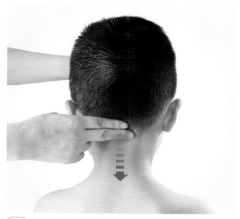

5 轻拍后颈20余次后，下推至大椎，至局部潮红。

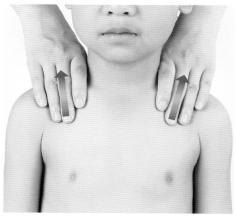

6 轻快拿起肩井1分钟。

夏天长痱子
除湿清热开腠里

　　痱子随着温度变化，天凉了就没有了，所以治疗痱子要从除湿、清热、开腠(còu)着手。

1. 清肺经： 肺经，位于无名指螺纹面。用右手拇指指腹逆时针旋推1~3分钟。

2. 清脾经： 脾经，位于拇指螺纹面。右手拇指指腹逆时针旋转推动1~3分钟左右。

3. 清天柱骨： 一手扶孩子前额，另一手先以食指、中指并拢轻拍后颈20余次，然后由后发际线推至大椎。至局部潮红为度。

4. 按揉血海： 血海，位于股前区，髌底内侧端上2寸，股内侧肌隆起处。一手虎口置于髌骨下缘，拇指与其余四指相对拿住血海（内侧）和其对侧，按揉约2分钟。

5. 双清肠： 一手固定孩子手腕，一手拇指与食指相对，同时从孩子食指桡侧缘和小指尺侧缘，由指根向指尖方向推3~5分钟。

6. 捏脊： 操作部位从龟尾至大椎；以两手拇指置于脊柱两侧，从下向上推进，边推边以食指、中指捏拿起脊旁皮肤；操作3~6遍，最后1遍操作时，捏3提1。

注意事项
配合薄荷、菖蒲熬水给孩子洗澡。常喝绿豆汤及其他清凉饮料。

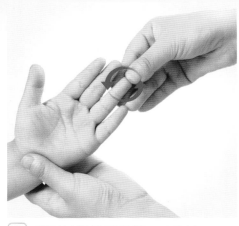

1 逆时针旋推无名指1~3分钟。

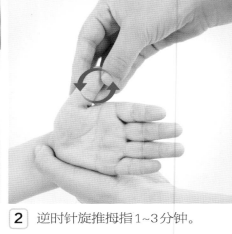

2 逆时针旋推拇指1~3分钟。

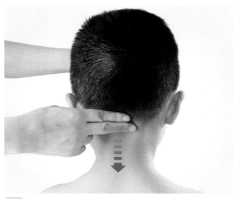

3 轻拍后颈20余次后，下推至大椎，至局部潮红。

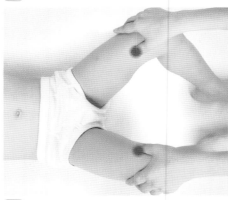

4 按揉血海及其对侧约2分钟。

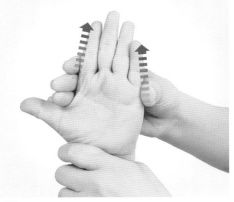

5 从指根推向指尖3~5分钟。

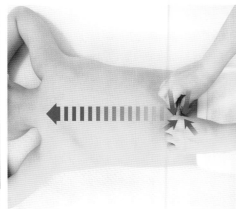

6 捏脊3~6遍。

手脚冰凉
温阳散寒

阳气就像自然界的太阳，孩子阳气不足，自然就手脚冷，喜欢蜷缩，没有生气。造成孩子阳气不足的原因，一是久病或其他原因造成阳虚，二是先天体质偏寒。

1.拿肩井： 肩上大筋即为肩井。拇指和其余四指相对拿住大筋。轻快向上拿起1分钟。

2.摩百会： 百会，位于头顶正中线与两耳尖连线交点。一手食指、中指、无名指置于百会轻摩1分钟。

3.摩腹： 以肚脐为圆心，以肚脐至剑突距离2/3为半径作圆。以全掌顺时针、逆时针交替摩腹3分钟。

4.擦腰骶： 以掌根垂直于腰骶部，横向快速往返直线运动，力度以宝宝耐受为度，令局部透热。

5.温运丹田： 丹田指孩子整个小腹部。一手掌置于脐下，运约3分钟。

6.捏脊： 操作部位从龟尾至大椎；以两手拇指置于脊柱两侧，从下向上推进，边推边以食指、中指捏拿起脊旁皮肤；操作3~6次，最后1遍操作时，捏3提1，提1时，力度深重。

注意事项
少食生冷寒凉食物。

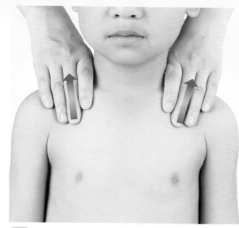

1 轻快拿起1分钟。

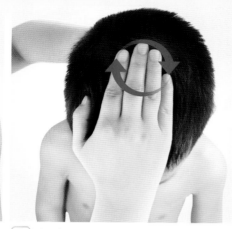

2 轻摩百会1分钟。

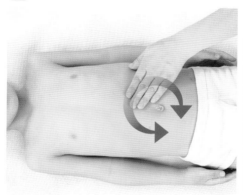

3 顺时针、逆时针交替摩腹3分钟。

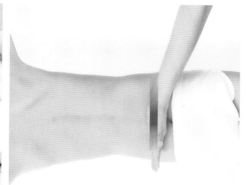

4 来回横擦腰骶至发热。

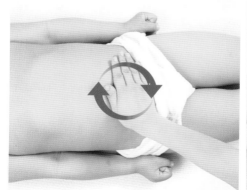

5 运丹田约3分钟。

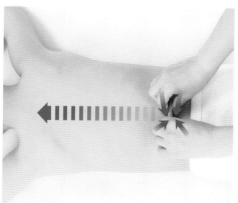

6 从下向上捏脊3~6次。

脸上潮红
清除腑热

　　脸上潮红就是有内热上熏的表现，这种热可能是肝火、肺热，也可能是孩子吃多了，饮食停滞在胃里化热引起。对此可以通腑气，以清热为主。

1.掐揉四横纹： 四横纹，位于手掌面，食指、中指、无名指、小指第1指间关节纹路处。用拇指逐一掐揉，每处揉3掐1。从食指依次至小指为1遍。操作10遍。

2.清胃经： 胃经,位于第一掌骨桡侧缘。一手叉于孩子虎口以固定之，另一手拇指快速从上至下推2分钟。

3.心肝同清： 左手固定孩子手腕，右手食指、中指、无名指并拢呈凹槽状固定住中指和食指，右手拇指逆时针旋转推动1分钟。

4.退六腑： 操作者一手握其手腕，另一手食指、中指指腹从肘横纹推至腕横纹2分钟。

5.揉腹： 以全掌或掌根置于腹部揉回旋揉动2分钟。

6.下推七节骨： 七节骨，第4腰椎至尾骨尖成一直线。自上而下推，以红热为度。

注意事项

力度适中，每次操作约20分钟。平时适当控制肉类摄入，少食肥甘厚腻食物。

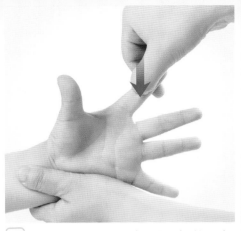

1 从食指至小指逐一掐揉为1遍,共10遍。

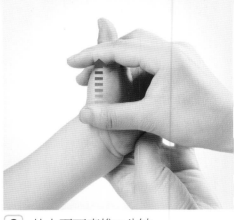

2 从上至下直推2分钟。

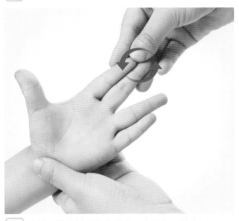

3 逆时针旋推食指、中指1分钟。

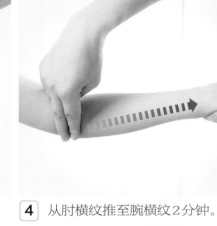

4 从肘横纹推至腕横纹2分钟。

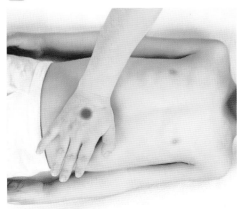

5 揉腹2分钟。

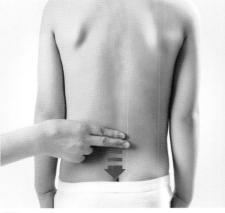

6 自上而下推七节骨，以红热为度。

烦热，总无故哭闹
清热泄火

　　孩子怕热、爱哭，通常是体内有热，所以关键是清热。

1.清心经： 心经，位于中指螺纹面。左手固定孩子手腕，右手食指、中指、无名指并拢呈凹槽状固定住中指，右手拇指逆时针旋转推动3分钟。

2.清肝经： 肝经，位于食指螺纹面。左手固定孩子手腕，右手食指、中指、无名指并拢呈凹槽状固定住食指，右手拇指逆时针旋转推动约3分钟。

3.清天河水： 一手拇指按于内劳宫，另一手拇指或食指、中指，从腕横纹中点推至肘横纹中点，至局部潮红。

4.黄蜂出洞： 操作者一手握孩子手腕，另一手拇指甲先掐心经9次，次掐内劳宫9次，捣小天心64次，掐总筋9次；最后分推手阴阳，每分推3~5次，至两旁时就势挤按阳池与阴池各1次。操作3分钟。（详见132~133页）

5.6.调五脏： 操作者一手捏住孩子小天心和一窝风。另一手拇指与食指相对夹持孩子拇指，先捻揉3~5次，至指尖拔伸1次。后依次经食指、中指、无名指至小指。再以拇指指甲从拇指至小指逐一掐3次为1遍。左右手各3~5遍。

注意事项

手法力度适中，每次操作20分钟左右。一般操作5~6天，哭闹状态即有改善。

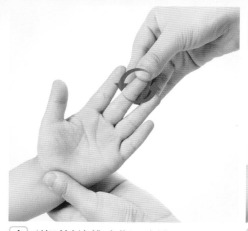

1 逆时针旋推中指3分钟。

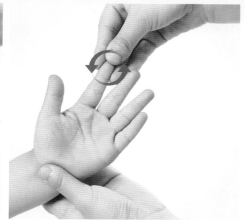

2 逆时针旋推食指约3分钟。

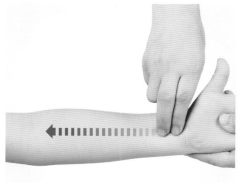

3 从腕横纹中点推至肘横纹中点至局部潮红。

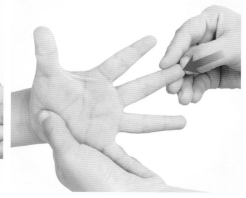

4 掐心经9次。（其余操作见132~133页）

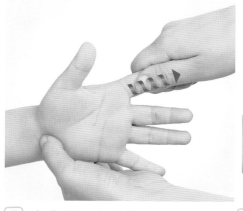

5 每指逐一先从指根向指尖捻揉3~5次。至指尖牵拔1次。

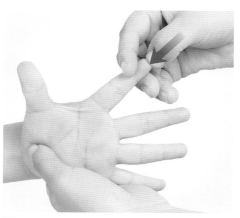

6 每指逐一掐3次为1遍。左右手各3~5遍。

眼部保健
养成好的用眼习惯

眼睛的保健决不能等到孩子自己说，或者到了眼睛有了问题才问医生。而应该在孩子健康的时候就关注，并施行眼部保健措施。

1.2.3.4.头面四大手法：开天门，以两拇指在天门穴自下而上交替直推24次。推坎宫，两拇指自眉心向两侧眉梢推动，力度以皮肤发红为度，64次。揉太阳，以两拇指或中指指腹按揉，揉3按1，1~3分钟。揉耳背高骨，以两中指分别置于两耳背高骨穴，揉3掐1，操作50次。

5.点按攒竹：攒竹，位于眉头陷中，眶上切迹处。点该穴位时加力至孩子最大忍受度，停留3~5秒钟放开，再点，反复操作1分钟。

6.点鱼腰：鱼腰，位于瞳孔直上，眉毛中。点该穴位时加力至孩子最大忍受度，停留3~5秒钟放开，再点，反复操作1分钟。

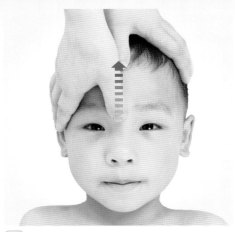

1 两拇指交替推向发际24次。

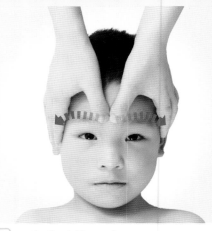

2 两拇指分推64次。

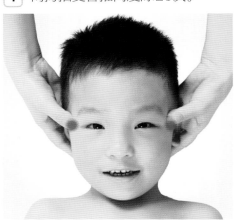

3 揉太阳1~3分钟。

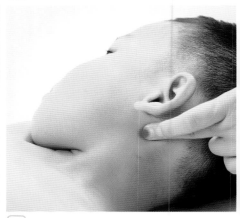

4 揉耳背高骨50次。

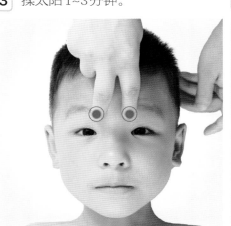

5 点按攒竹1分钟。

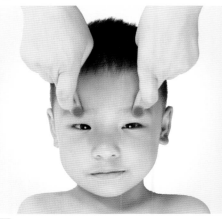

6 点鱼腰1分钟。

7.点承泣: 承泣, 位于瞳孔直下, 当眼球与眶下缘之间。点该穴位时加力至孩子最大忍受度, 停留3~5秒钟放开, 再点, 反复操作半分钟。

8.点球后: 球后, 位于面部, 当眶下缘外1/4与内3/4交界处。点该穴位时加力至孩子最大忍受度, 停留3~5秒钟放开, 再点, 反复操作1分钟。

9.点瞳子髎: 瞳子髎, 位于目外眦外侧0.5寸凹陷中。点该穴位时加力至孩子最大忍受度, 停留3~5秒钟放开, 再点, 反复操作1分钟。

10.11.刮眶上下: 双手拇指屈曲, 以其桡侧缘分刮前额、眶上和眶下缘1分钟。

12.点按印堂: 印堂, 位于两眉之间。以拇指指腹点按1分钟。

注意事项

1~2岁婴幼儿, 眼睛不宜接触强光刺激。平时注意补充维生素A和钙质, 并让孩子养成正确的视物姿势、用眼习惯, 不宜让孩子过近、久视物件。

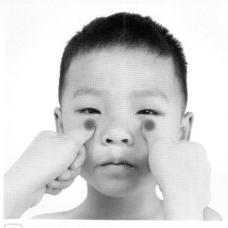

7 点承泣半分钟。

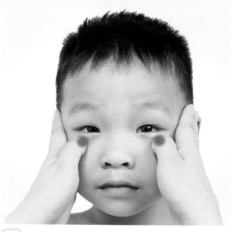

8 点球后1分钟。

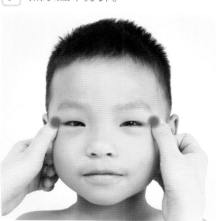

9 点瞳子髎1分钟。

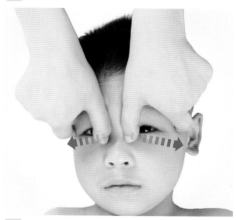

10 刮眶下1分钟。

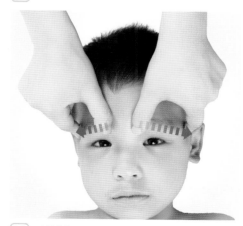

11 刮前额和眶上1分钟。

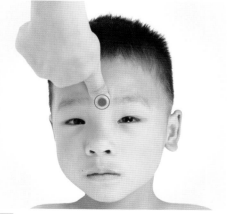

12 点按印堂1分钟。

耳部保健
增益听觉

　　多元化的、恰当的声音能促进孩子视觉、听觉、知觉、语言、动作技能和技巧的发展。用小儿推拿做耳朵保健，可以让孩子拥有一双灵敏的耳朵。耳的发育和听力好坏是肾气充足与否的标志。

1.2.3.猿猴摘果：双手拇指、食指夹捏耳尖，向外向上牵引提拉，手指一捏一放，使耳尖发红发热为佳，然后就势向下捻揉耳郭并下拉；每提拉3~5次耳尖，向下捻揉和牵拉耳垂1次，操作半分钟。

4.叩耳周：五指分开，罩住耳，五指端节律性地叩击耳周半分钟。

5.双风灌耳：以两手掌心正对耳窍，同时快速向中部挤压并密闭耳窍，然后突然放开，反复操作约10次。

6.鸣天鼓：一手掌同时从耳后向前，按压耳郭使之折叠并按压密闭。另一手食指、中指、无名指节律性击打按压手背，3次一节拍，操作9个节拍，换另一耳同法操作。亦可双掌同时从后向前掩住两耳，务必使耳郭折叠，耳窍密闭。以中指紧贴头皮，食指置于中指之上，食指快速从中指背上滑下击打后枕部，有呼呼声响。

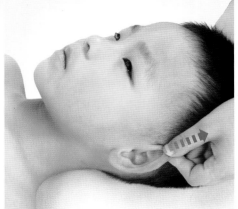

1 牵引提拉耳尖。

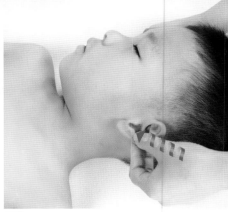

2 捻揉耳郭。

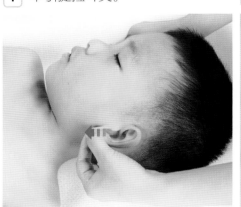

3 向下牵拉耳垂。步骤1、2、3共半分钟。

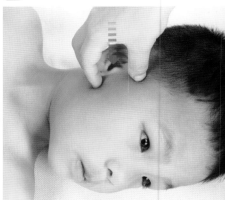

4 叩击耳周半分钟。

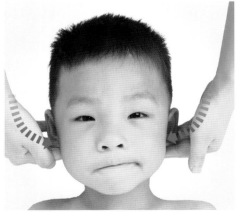

5 挤压耳窍后放开，反复操作约10次。

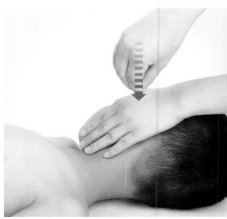

6 鸣天鼓3次一节拍，操作9个节拍

7.擦耳： 食指、中指分开，置于耳之两侧，快速上下擦之，透热为度。

8.拿五经： 以中指定督脉，食指、无名指分别置于两侧足太阳膀胱经，拇指、小指分别置于两侧足少阳胆经。五指同时用力，从印堂起缓慢向前发际行拿直至后顶。反复3~5遍。

9.扫散法： 用拇指桡侧和其余四指指端成爪状，快速来回在头之两侧轻搔，名扫散法。扫散半分钟。

10.补肾经： 肾经，位于小指螺纹面。左手固定孩子手腕，右手食指、中指、无名指并拢呈凹槽状固定住小指，右手拇指顺时针旋转推动1~3分钟。

11.揉太阳： 太阳，位于眉后凹陷处。以两拇指或中指指腹按揉，可揉3按1，共1~3分钟。

12.推坎宫： 坎宫，位于眉心至两眉梢成一横线。两拇指自眉心向两侧眉梢推动，力度以皮肤发红为度，64次。

注意事项

耳屎具有保护外耳道皮肤和黏附外来物质（如灰尘、小飞虫等）的作用，可自行排出。一般不需要特殊清理，只有阻塞了外耳道才需要清理。

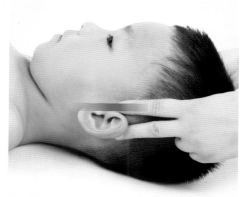

7 上下擦动耳至透热。

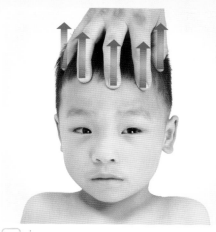

8 拿五经3~5遍。

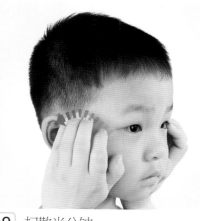

9 扫散半分钟。

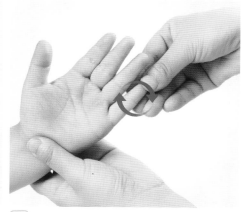

10 顺时针旋推小指1~3分钟。

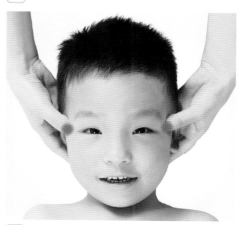

11 揉太阳1~3分钟。

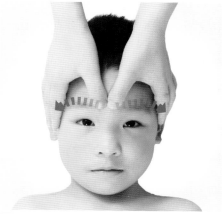

12 两拇指分推64次。

近视 滋养肝血

眼睛靠肝血滋养，如果肝血不足，会形成近视。此外，心胆气虚会胆怯，胆怯时目盲不可视，也是近视原因。

1.补肾经： 肾经，位于小指螺纹面。左手固定孩子手腕，右手食指、中指、无名指并拢呈凹槽状固定住小指，右手拇指顺时针旋转推动1~3分钟。

2.3.清补肝经： 左手固定孩子手腕，右手食指、中指、无名指并拢呈凹槽状固定住食指，右手拇指顺时针旋转推动，继则逆时针旋转推动。各1分钟。

4.揉二人上马： 二人上马，位于手背，无名与小指掌指关节后凹陷中。以拇指揉1分钟。

5.捣小天心： 小天心，位于大小鱼际交接处凹陷，以中指端或屈曲的食指指间关节髁捣小天心1分钟。

6.扣拨阳陵泉和阴陵泉： 阳陵泉，位于小腿外侧，当腓骨头前下方凹陷处。阴陵泉，位于小腿内侧，当胫骨内侧踝下缘凹陷处。以拇指与食指相对，拿捏住二穴，先揉3点1,1分钟，后用力向前扣拨1~3次。扣拨时力度较强。孩子常哭闹。

可配合头面四大手法详见78~79页；眼部保健操作5分钟见162~163页。

注意事项

操作30分钟，眼睛周围操作时让孩子闭上眼睛，力度轻柔，操作者不留指甲。

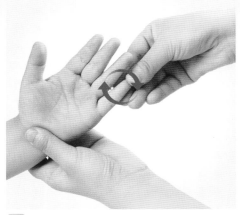

1 顺时针旋推小指1~3分钟。

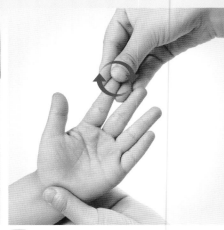

2 顺时针旋推食指1分钟。

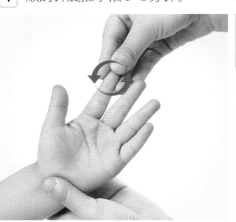

3 逆时针旋推食指1分钟。

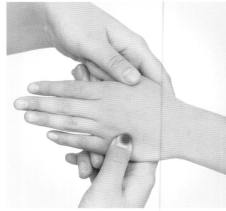

4 拇指揉二人上马1分钟。

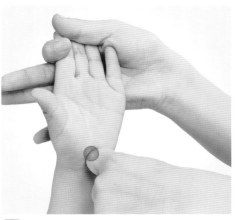

5 捣小天心1分钟。

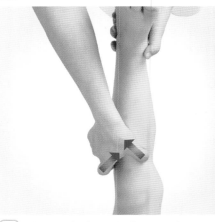

6 拿捏1分钟后，扣拨1~3次。

耳鸣 开窍助听

治疗耳鸣以通窍为务，以滋养肾精，温助肾气治其本。

可配合调五脏5分钟。操作见46页。

1.补肾经： 肾经，位于小指螺纹面。左手固定孩子手腕，右手食指、中指、无名指并拢呈凹槽状固定住小指，右手拇指顺时针旋转推动2分钟。

2.振哑门： 哑门，位于风府下，后发际正中直上0.5寸。一手扶小儿前额，使其微后仰，另一手拇指指腹置于哑门点揉3次，震颤1次，操作共2分钟。

3.拿颈夹脊： 一手扶孩子前额，另一手拇指与食指、中指相对，用力拿捏两侧风池，先定点拿数下，后从上至下拿捏至大椎平面，反复操作4~6次。

4.拿肩井： 肩上大筋即为肩井。双手拇指与其余四指相对拿住大筋。轻快拿起1分钟。

5.揉二人上马： 二人上马，位于手背，无名与小指掌指关节后凹陷中。以拇指揉1分钟。

6.耳部保健操： 操作详见164~165页。

注意事项

每次操作20分钟左右，可早晚各操作1次。

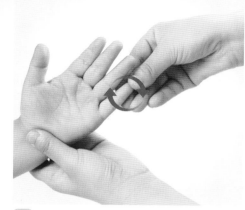

1 顺时针旋推小指2分钟。

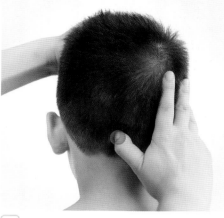

2 点揉哑门3次振1次，共2分钟。

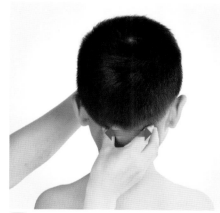

3 从上至下拿捏，共4~6次。

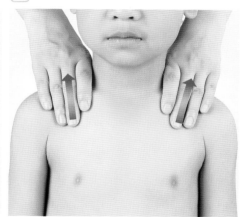

4 轻快拿起肩井1分钟。

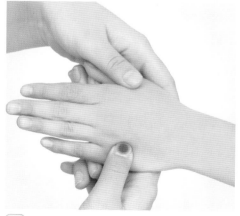

5 拇指揉二人上马1分钟。

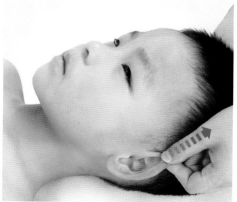

6 牵引提拉耳尖。（其余操作详见164~165页）

新生儿排胎便 顺时针摩腹

Q 果果妈妈：果果刚出生时只有 2.4 千克，出生后 24 小时都没有排胎便。医生告诉我，这可能是孩子肠道有问题。好在第 2 天排了一点墨绿色的黏便，但是每次都只排一点点，现在孩子肚子胀鼓鼓的。廖教授，孩子不会真的是肠道有问题吧？可以用推拿的办法帮助他多排些便吗？

廖教授支招

孩子这种情况可以通过推拿促使胎便排出。一般来说刚出生的孩子在 12 小时以内就会开始排便，但也有孩子长达 24 小时都不排胎便或者胎便很少。这就需要排除消化道畸形的情况，看看是否患有巨结肠、肠梗阻或者是直肠肛门畸形。一旦确定孩子没有以上情况，那么孩子胎便少和首次排胎便时间长就有可能是由于先天不足，气虚无力，或者肠道痉挛引起的，这种情况又显现出我们推拿的优势了！

我的处方

- 清大肠、脘腹部操作、揉脐、揉天枢、下推七节骨、揉龟尾、揉气海、揉足三里。
- 对新生儿，整个操作的时间控制在 10 分钟以内。
- 由于孩子刚出生，肌肤比较柔嫩，因此操作时手法要轻、快、柔和，手法以能稍推动腹部即可，不可使用蛮力。
- 妈妈要注意饮食清淡、丰富。

加减方

气虚无力
先天不足，气虚无力，可加揉关元、揉气海。

肠道痉挛
加顺时针揉腹 1 分钟，逆时针揉腹 1 分钟。

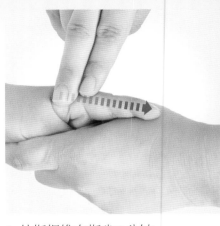

1. 从指根推向指尖 2 分钟。

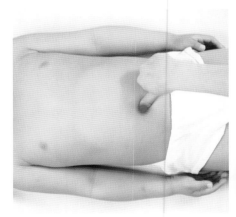

4. 揉脐 1 分钟。

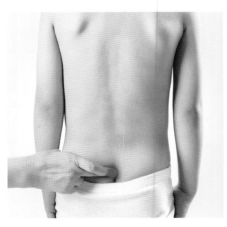

7. 点揉龟尾 1 分钟。

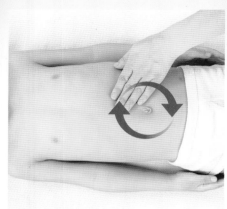

2. 顺时针摩腹2分钟。

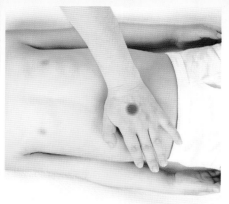

3. 揉腹2分钟。

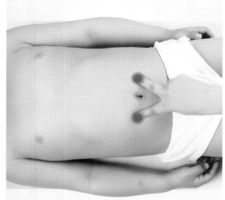

5. 食指、中指同时回旋揉天枢1分钟。

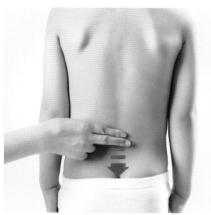

6. 自上而下推七节骨1分钟。

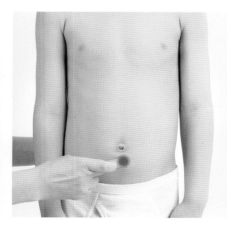

8. 揉气海1分钟。

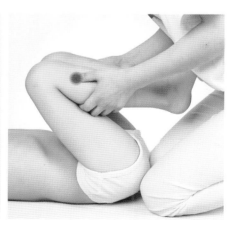

9. 两拇指同时揉两侧足三里3分钟。

1	2	3
4	5	6
7	8	9

推拿顺序

推拿及其定位

1 清大肠: 大肠经,位于食指桡侧缘,从指尖至指根成一直线。一手虎口卡于孩子食指与中指间,另一手食指与中指从指根向指尖推2分钟。

2 3 脘腹部操作: 摩腹;双掌重叠,或单掌置于腹部。以肚脐为圆心,肚脐至剑下距离的2/3为半径作圆,顺时针摩腹2分钟。揉腹,以掌根置于腹部回旋揉动2分钟,边揉边缓缓在腹部移动。

4 揉脐: 用拇指或中指置于肚脐眼上揉动1分钟。

5 揉天枢: 天枢,位于肚脐旁开2寸处,左右各一。将食指、中指分别置于左右天枢,同时做回旋揉动1分钟。

6 下推七节骨: 以拇指或食指、中指自上而下直推1分钟。

7 揉龟尾: 龟尾,位于尾椎骨末端下的凹陷中。推拿者中指屈曲,以指端从尾骨下伸入,直至尾骨前方。点揉1分钟。

8 揉气海: 气海,位于下腹部,前正中线上,肚脐下1.5寸,以中指回旋揉动1分钟。

9 揉足三里: 足三里,位于外膝眼下3寸,胫骨旁开1横指处。用双拇指同时揉双侧足三里3分钟。

新生儿黄疸 清热利湿

Q 萌萌妈妈：盼呀盼，萌萌终于出生了，家里人可高兴了！可还没几天，小家伙皮肤和眼睛开始变黄，也不吃奶。起初还只是眼睛黄，后来眼睛周围乃至全身的皮肤都变黄了，小便尤其黄。听老人说，这叫胎黄，一般 5~7 天就会退掉。可是萌萌都 10 天了，还没有退黄。廖教授，您说萌萌这种情况需要去医院吗？我们该怎样处理？

廖教授支招

这种情况在刚出生的孩子中很常见，叫做新生儿黄疸，是从胎中带来的。正常情况的新生儿黄疸大多都在出生后 2~3 天出现，4~6 天最黄，7~10 天时会慢慢消退。常见病理性黄疸一般在出生后 24 小时内就出现，很黄，到了 14 天以后甚至还会症状加重或反复出现，孩子也会出现烦躁不安，不欲吮乳，甚至昏睡等。中医认为：如果黄色鲜明如橘子色是热重于湿，多是肝胆问题；如果黄色晦暗，则是湿重于热，多是肝脾问题。所以治疗重点在疏肝利胆、健脾化浊、清利湿热。

我的处方
- 清肝经、清脾经、双清肠、搓摩胁肋、分推腹阴阳与推抹肋缘下。
- 推拿可于每天早晚各推 1 次，每次 20 分钟。
- 多饮水，或适当给些果汁。
- 大便稀溏有助湿热排出，不宜止泻。
- 可用茵陈、淡竹叶、车前草等煎水少许服用。

加减方

色如橘子色
黄色鲜明如橘子色多阳黄。加推箕门、清天柱骨、退六腑、揉三阴交。

色晦暗
黄色晦暗如烟熏为阴黄。加推上三关、揉一窝风、擦八髎。

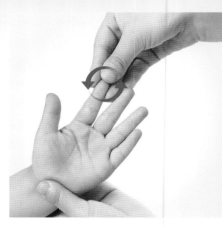

1. 逆时针旋推食指3分钟。

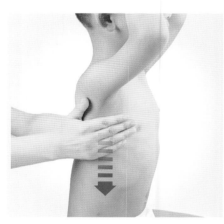

4. 向下推抹。

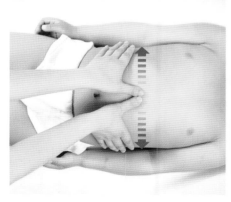

7. 从剑突中央向两边分推至脐5~8次

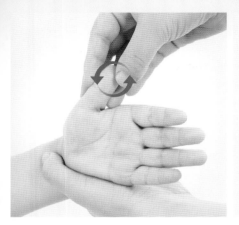

2. 逆时针旋推拇指3分钟。

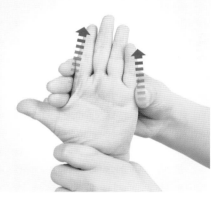

3. 从指根推向指尖1分钟。

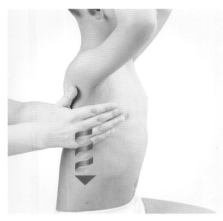

5. 向下搓揉至天枢。

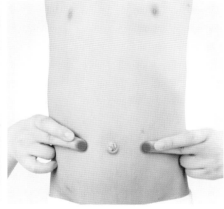

6. 中指点天枢一拂而起。步骤4、5、6为1遍，共10遍。

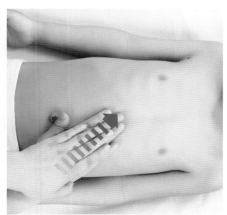

8. 向外侧推抹。

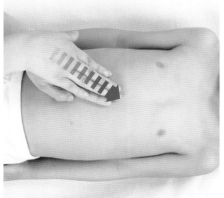

9. 换一边，向外侧推抹。步骤8、9共3次。

1	2	3
4	5	6
7	8	9

推拿顺序

推拿及其定位

1 **清肝经：**肝经，位于食指螺纹面。左手固定孩子手腕，右手食指、中指、无名指并拢呈凹槽状固定住食指，右手拇指逆时针旋转推动3分钟。

2 **清脾经：**脾经，位于拇指螺纹面。左手固定孩子手腕，右手食指、中指、无名指并拢呈凹槽状固定住拇指，右手拇指逆时针旋转推动3分钟。

3 **双清肠：**一手固定孩子手腕，一手拇指与食指相对，同时从孩子食指桡侧缘和小指尺侧缘，由指根向指尖方向推进1分钟。

4 **5** **6** **搓摩胁肋：**抱孩子同向坐于身上，以双手掌置于两侧腋下，两手同时向下推抹，再来回搓揉，边搓揉边向下移动；至天枢处，以双手中指点天枢，并一拂而起。此为1遍，操作10遍。

7 **8** **9** **分推腹阴阳与推抹肋缘下：**双手拇指从剑突起，从中央向两边分推，并逐渐向下移动至肚脐平面。操作5~8次。后两手交替，沿肋缘从中央推抹向外侧。两侧同样操作，共3次。

新生儿常吐奶 和胃降逆

Q 晴儿妈：小晴儿出生 13 天了，让全家人担心的是，她似乎对喝奶"不感兴趣"，会把吃进去的奶吐出来。这种情况还比较严重，吃完奶就大口大口地吐出来，甚至会呈喷射状。有一次吐奶导致了呛咳，差点造成窒息，简直把我们吓坏了！去医院，医生说不是病理性吐奶，但总解决不了问题。廖教授，咱们小儿推拿有什么好办法没？

廖教授支招

孩子吐奶十分常见，多为生理性的。这是由新生儿的生理特点决定的：一是孩子胃成横位，吃的东西容易流入食管；二是贲门（胃的入口）松弛，吃进去的食物容易反流，导致吐奶；三是吮吸吞咽无力，新生儿吮吸、吞咽动作并不熟练；四是喂养不当，如果孩子躺着喂奶，会增加吐奶几率。不论什么原因，都是胃气上逆。只要胃气调和，胃气下行了，问题就解决了。和胃降逆是治疗新生儿吐奶的基本方法。

我的处方

● 清胃经、逆运内八卦、横纹推向板门、清天柱骨、点揉胃俞、轻拍背、下推中脘、下推脊柱。

● 新生儿每餐不宜过饱。

● 体位宜斜向 45° 左右喂奶。喂奶后宜竖直抱孩子，并拍打孩子背部，令其嗝气。

● 喂奶后不宜立即逗哄孩子，避免孩子哭泣或大笑。

加减方

体质弱
加补脾经、揉足三里、揉中脘。

脘腹冷
加掐揉二扇门、揉外劳宫。

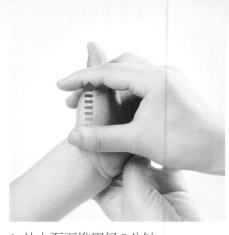

1. 从上至下推胃经3分钟。

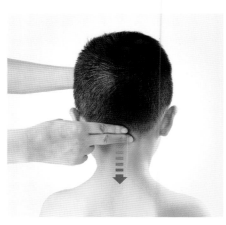

4. 轻拍后颈20余次后，下推至大椎至局部潮红。

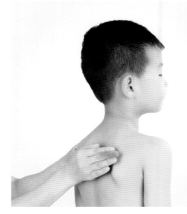

7. 轻拍背10次。

1	2	3
4	5	6
7	8	9

推拿顺序

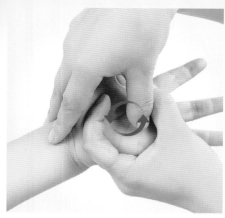

2. 逆时针运内八卦2分钟。

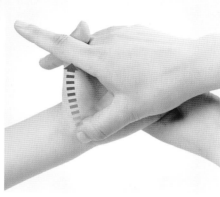

3. 从腕横纹中点推向板门1分钟。

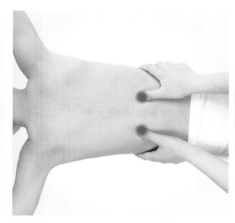

5. 点揉胃俞1分钟。

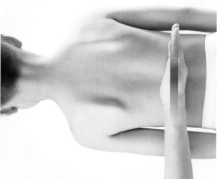

6 横擦胃俞令局部透热。

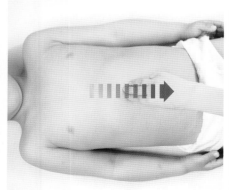

8. 自鸠尾下推至脐10余次。

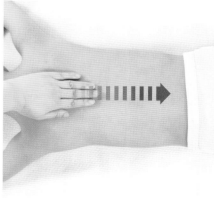

9. 从上至下推脊柱50次。

推拿及其定位

1 **清胃经：** 胃经，位于第一掌骨桡侧缘。一手叉于孩子虎口以固定之，另一手拇指快速从上至下推3分钟。

2 **逆运内八卦：** 一手拇指、食指围成圆圈，另一手拇指指腹逆时针快速运2分钟。

3 **横纹推向板门：** 以拇指指腹快速从腕横纹中点推向板门1分钟。

4 **清天柱骨：** 一手扶孩子前额，另一手先以食指、中指并拢轻拍后颈部20余次，然后由后发际线推至大椎。令局部潮红。

5 **6** **点揉胃俞：** 胃俞，位于背部，第12胸椎棘突下旁开1.5寸，左右各一。先以两拇指点揉1分钟；后以小鱼际或掌根垂直置于两侧胃俞连线上，快速往返来回直线运动，力度以孩子耐受为度，令局部透热。

7 **轻拍背：** 抱孩子斜向45°，以一手虚掌轻拍孩子背部10次。

8 **下推中脘：** 中脘，位于脐上4寸，当剑突下至脐连线的中点。两手掌交替从鸠尾向下经中脘，直推至肚脐10余次。

9 **下推脊柱：** 以大小鱼际之间的凹陷正对脊柱，从上至下推50次。

新生儿不吮奶 补脾胃

Q 宁宁妈妈：宁宁是早产儿。在医院无菌室观察了 1 周，生命体征平稳了，出院了。在医院我是将奶水挤入奶瓶中喂食。出院后，他无论如何都不肯自己吸奶，有时含着奶头也不吸。饿了就大哭，就是不吸奶。给他喂奶瓶就张开嘴了。请问宁宁这是习惯，还是病态？有什么办法吗？

廖教授支招

新生儿不吮奶有内因和外因两种。内因就是孩子自身脾常不足，或先天不足，或喂食不当损伤了孩子脾胃，从而导致孩子厌食而不愿吸奶。另外呢，孩子舌体僵硬不灵活，或嘴里长有白膜、溃疡等原因所致。

外因主要有"乳头错觉"，如果孩子出生后首先喝的是奶瓶上的橡皮奶头，当再吸妈妈奶头时，觉得有区别，认为不是"妈妈"的，不安全。小宁宁出现的问题应该是这一种。另外频繁给孩子喂奶，而孩子这时候还不饿，当然不会吸吮乳头了。因此，内因需要根据情况或者健脾，或者治舌，或者清热解毒。外因需要妈妈的耐心和持之以恒，以及改变喂奶的时间和次数。

我的处方

● 清补脾经、掐揉小横纹、揉中脘、捏脊、掐人中、掐揉承浆、清胃经、揉足三里。

● 手法宜轻快。

加减方

脾虚
加点揉脾俞、揉胃俞、揉脐。

舌强
加揉颊车。

口舌生疮
加清天河水。

乳头错觉
加轻抚背部。

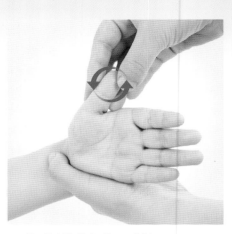

1. 逆时针旋推拇指 1 分钟。

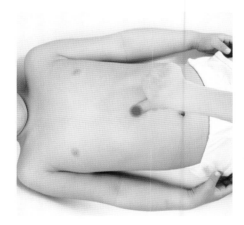

4. 回旋揉动中脘 1 分钟。

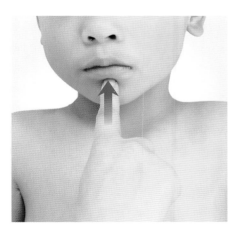

7. 掐揉承浆 10 次。

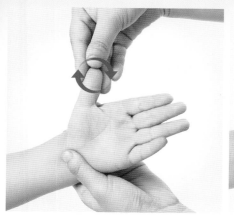

2. 顺时针旋推拇指1分钟。

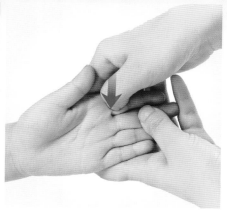

3. 每指逐一掐揉为1遍，共5遍。

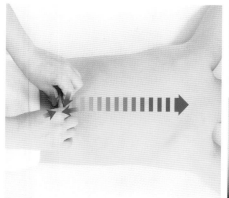

5. 从下向上捏脊3~6遍。

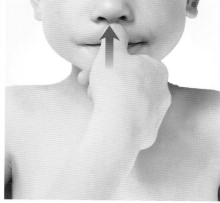

6. 掐人中10次。

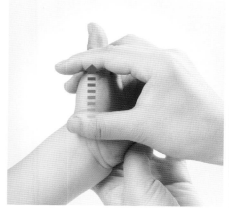

8. 从上至下推胃经3分钟。

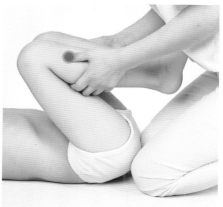

9. 两拇指同时揉两侧足三里3分钟。

① ② ③
④ ⑤ ⑥
⑦ ⑧ ⑨
推拿顺序

推拿及其定位

1 2 清补脾经： 脾经，位于拇指螺纹面。左手固定孩子手腕，右手食指、中指、无名指并拢呈凹槽状固定住拇指，右手拇指逆时针旋转推动，继则顺时针旋转推动。各1分钟。

3 掐揉小横纹： 小横纹即食、中、无名、小指掌指关节纹路。从食指起至小指止。每个掌指关节纹路依次以拇指指腹揉3掐1，为1遍。操作5遍。

4 揉中脘： 中脘，位于脐上4寸。当剑突下至脐连线的中点。以拇指或中指回旋揉动1分钟。

5 捏脊： 操作部位从龟尾至大椎；以两手拇指置于脊柱两侧，从下向上推进，边推边以食指、中指捏拿起脊旁皮肤；操作3~6遍，最后1遍操作时，捏3提1，提1时，力度深重。

6 掐人中： 以拇指甲掐人中10次。

7 掐揉承浆： 承浆，位于下唇下，颏唇沟正中的凹陷。食指掐揉10次。

8 清胃经： 胃经，位于第1掌骨桡侧缘。一手叉于孩子虎口以固定之，另一手拇指快速从上至下推3分钟。

9 揉足三里： 足三里，位于外膝眼下3寸，胫骨旁开1横指处。用双拇指同时揉两侧足三里3分钟。

高热惊厥 重在退热

Q 贝儿妈妈：前几天我们带贝儿出去玩不小心着了凉，回来以后她就开始发热，3 天了体温一直在 38.5℃左右退不下来。今天她的体温突然升高到 39.7℃，精神状态也不好，到了下午突然眼睛往上翻，头往后仰，手脚不停抽动，牙齿咬得紧紧的，怎么叫也不醒！这可把我吓坏了，万幸抢救后孩子没事了。医生说这是"高热惊厥"，以后还有可能会复发。廖教授，我听说小儿推拿对这个病有办法，这是真的吗？

廖教授支招

小儿高热惊厥常发于 6 个月到 6 岁之间的儿童。孩子高热惊厥持续时间通常在 5~10 分钟以内。如果高热惊厥持续在 30 分钟以上，或两次发作间歇期意识不能完全恢复者，此属危重型。

由于惊厥时间过长可引起缺氧性脑损害，甚至癫痫等症，所以推拿治疗的思路是，退热止痉！惊厥发作时，应定惊止痉、开窍醒神，以退热为主；惊厥缓解时，以清热平肝、补益心脾以及增强孩子抵抗力为主。

我的处方

- 清肺经、心肝同清、打马过天河、水底捞明月、清天柱骨、捣小天心、退六腑、掐合谷、掐人中。
- 孩子突发惊厥时，将衣领解松，让孩子平卧，头偏向一侧，使口腔分泌物易于流出，以免引起窒息。
- 用缠有纱布的压舌板放入孩子口腔内上、下齿之间，以防舌被咬伤。
- 有高热时，可以采用物理或药物降温法，如用温水或酒精擦拭孩子的额头，手足心与后颈部。
- 有高热时，也可采用肛门给药，可塞入退热栓一粒帮助退热。
- 当孩子惊厥时间超过 5 分钟以上，应迅速送医院就医。
- 避免高热时孩子因体内水分不足而惊厥，应马上给孩子服用补液盐，或者淡盐水，更好的办法是服用西瓜汁。

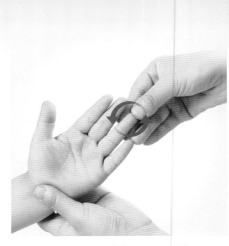

1. 逆时针旋推无名指 1~3 分钟。

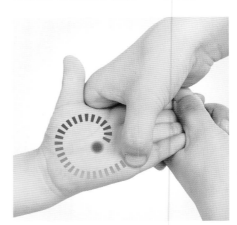

4. 水底捞明月 1~3 分钟。

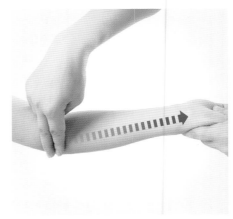

7. 从肘横纹推至腕横纹 1~3 分钟。

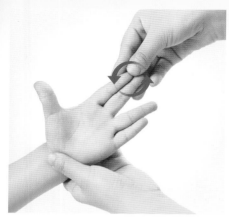

2. 逆时针旋推食指、中指1~3分钟。

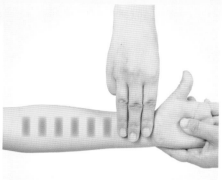

3. 从腕横纹拍打至肘横纹，局部红赤为度。

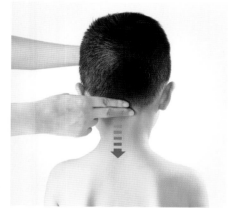

5. 轻拍后颈20余次后，下推至大椎，至红赤。

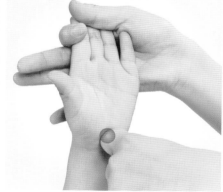

6. 捣小天心2分钟。

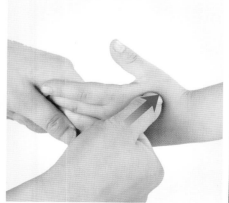

8. 掐合谷10次。

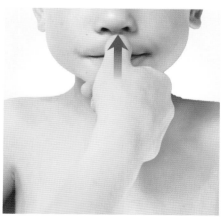

9. 掐人中10次。

1	2	3
4	5	6
7	8	9

推拿顺序

推拿及其定位

1 清肺经：肺经，位于无名指螺纹面。右手拇指逆时针旋推1~3分钟。

2 心肝同清：左手固定孩子手腕，右手食指、中指、无名指并拢呈凹槽状固定住中指和食指，右手拇指逆时针旋转推动1~3分钟。

3 打马过天河：以中指运内劳宫数遍，后一手拇指按住内劳宫，一手食指、中指、无名指沿前臂掌侧正中线，从腕横纹拍打至肘横纹，至局部红赤为度。

4 水底捞明月：以左手握持孩子左手。以右手拇指端自孩子小指指根，经小鱼际转至小天心，至大鱼际，转入内劳宫，按揉3次，后一拂而起，共操作1~3分钟。

5 清天柱骨：一手扶孩子前额，另一手先以食指、中指并拢轻拍后颈部20余次，然后由后发际线推至大椎。红赤为度。

6 捣小天心：屈曲食指指端击打2分钟。

7 退六腑：操作者一手握其手腕，另一手食指、中指指腹从肘横纹推至腕横纹1~3分钟。

8 掐合谷：左手握住孩子手腕，右手拇指掐揉10次。

9 掐人中：以拇指甲掐人中10次。

受惊 健全心志

孩子的心志本身不健全，如果刺激性太强，扰乱神明，会导致"神不守舍"。宜采用安神定志的方法。

1.双点门： 囟门，位于前发际正中上2寸；脑门即风府，位于后发际正中直上1寸。右手拇指点按风府，左手食指、中指、无名指轻弹囟门，双手同时操作2分钟。

2.黄蜂出洞： 操作者一手握孩子手腕，另一手拇指甲先掐心经9次，次掐内劳宫9次，捣小天心64次，掐总筋9次；最后分推手阴阳，每分推3~5次，至两旁时就势挤按阳池与阴池各1次。以上为1遍，操作3~5遍。（详见133页）

3.心肝同清： 左手固定孩子手腕，右手食指、中指、无名指并拢呈凹槽状固定住中指和食指，右手拇指逆时针旋转推动3分钟。

4.掐揉五指节： 五指节，位于掌背五手指中节横纹处。以拇指逐一掐揉之，可揉3掐1，为1遍，共操作5~10遍。

5.揉心俞： 心俞，位于背部，第五胸椎棘突下旁开1.5寸，左右各一。以两拇指揉动3分钟。

6.摩膻中： 膻中，位于前正中线上，平第4肋间隙，在两乳头之间。以中指指腹摩1分钟。

注意事项

夜晚入睡前操作为佳。

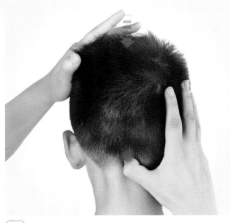

1 两手同时揉风府、轻弹囟门2分钟。

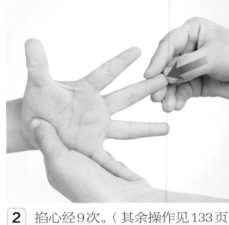

2 掐心经9次。（其余操作见133页）

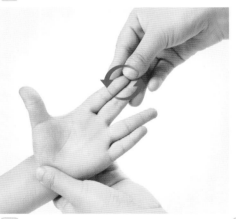

3 逆时针旋推食指、中指3分钟。

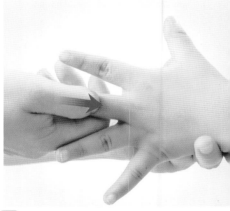

4 从拇指至小指逐一揉3掐1为1遍，共5~10遍。

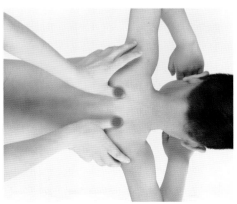

5 两拇指揉心俞3分钟。

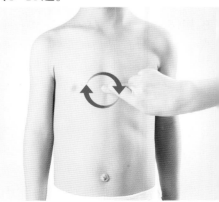

6 中指摩动膻中1分钟。

贫血
刺激造血系统

小儿推拿可以刺激造血系统功能，促进对造血原料的利用和改善虚弱体质，从而治疗贫血。

1.补脾经: 脾经，位于拇指螺纹面。左手固定孩子手腕，右手食指、中指、无名指并拢呈凹槽状固定住拇指，右手拇指顺时针旋转推动3分钟。

2.补肾经: 肾经，位于小指螺纹面。左手固定孩子手腕，右手食指、中指、无名三指并拢呈凹槽状固定住小指，右手拇指顺时针旋转推动3分钟。

3.擦八髎: 八髎，位于腰骶部，即骶椎上、次、中、下四个骶后孔，左右各一，共八个。先以掌根置于骶骨背面揉1~3分钟。继以双拇指指腹分别置于两侧骶后孔揉按之，每孔按揉约1分钟，多揉3按1。

4.点揉足三里: 足三里，位于外膝眼下3寸，胫骨旁开1横指处。用双拇指同时点揉双侧足三里3分钟。

5.捏脊: 操作部位从龟尾至大椎；以两手拇指置于脊柱两侧，从下向上推进，边推边以食指、中指捏拿起脊旁皮肤，操作3~6遍，最后1遍操作时，捏3提1，提1时，力度深重。

6.按揉血海: 血海，位于股前区，髌底内侧端上2寸，股内侧肌隆起处。一手虎口置于髌骨下缘，拇指与其余四指相对拿住血海(内侧)和其对侧3分钟。

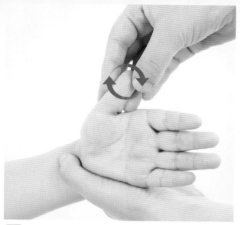

1 顺时针旋推拇指3分钟。

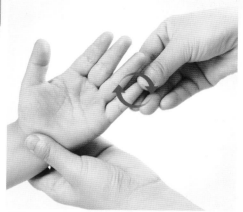

2 顺时针旋推小指3分钟。

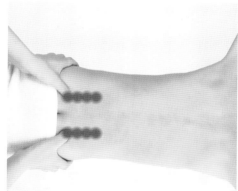

3 掌根揉动后，拇指逐一揉每孔约1分钟。

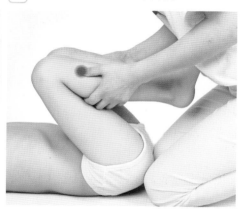

4 两拇指同时点揉足三里3分钟。

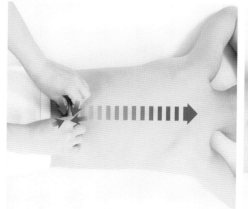

5 从下向上捏脊3~6遍。

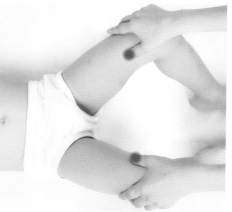

6 按揉血海及其对侧3分钟。

湿疹 利湿解毒

Q 丁丁妈妈：最近天气热，我家丁丁嘴角、下巴、耳朵长了很多疹子。孩子才5个月，不会说话，每天就是哭闹不停，烦躁得很，老是伸手去抓，用头在我的衣服上磨蹭。很多地方都破皮流水了。医生诊断为湿疹，开了很多外用药搽，搽了药有好转，但停药又发，难道天天都要擦？小儿推拿能治湿疹吗？

廖教授支招

几乎所有孩子都会患湿疹，只是程度不同罢了。婴儿湿疹大多在3岁以后自愈。外用药只是治标不治本。积极推拿则完全可以控制住湿疹，或减轻孩子的痛苦。那么如何真正控制湿疹呢？因为湿疹是水湿太重，与脾有关；湿疹长在皮肤上，肺主皮毛，与肺有关；湿疹局部皮肤红赤肿胀，属于肝经湿热，与肝有关；湿疹后期，水湿少了，又跟血虚生风有关。可见，湿疹初期，多属实证，以肺脾为主。应该疏风、利湿、清胎毒。湿疹后期，如果化热，则责之于肝，宜清肝泻火解毒；如果化燥伤血，则形成血虚之证，宜养血祛风。

我的处方

- 清补脾经、清补肺经、双清肠、推上三关、清天河水、横擦膈俞、按揉血海。
- 分清虚实，分别治之。
- 多用白酒为介质，稀释白酒至20°左右为宜。手法宜轻柔。疹子局部操作更要轻柔，让孩子有舒适之感。
- 疗程较长，需要1~3月的调理。
- 对过敏因子，不论吃的、呼吸到的和穿着的，初期应尽可能避免接触。以后逐渐少量接触，密切观察，调试剂量，最终使孩子完全适应。

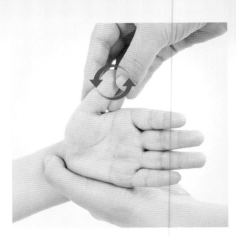

1. 逆时针旋推拇指2分钟。

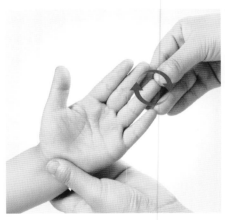

4. 顺时针旋推无名指2分钟。

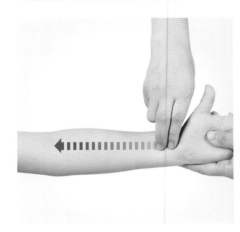

7. 从腕横纹中点推至肘横纹中点，至红赤。

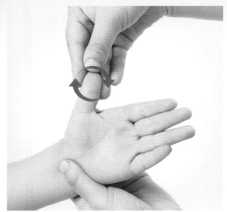

2. 顺时针旋推拇指2分钟。

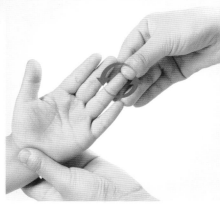

3. 逆时针旋推无名指2分钟。

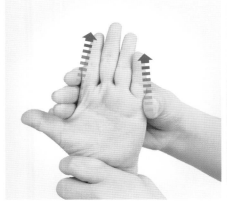

5. 同时从指根推向指尖2分钟。

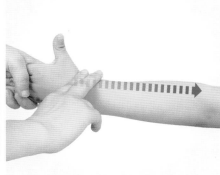

6. 从腕横纹推至肘横纹3分钟。

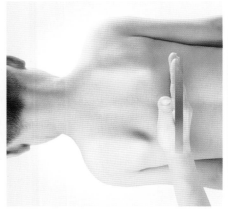

8. 来回横擦膈俞，至透热。

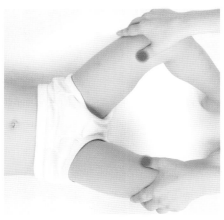

9. 按揉血海及其对侧1分钟。

1	2	3
4	5	6
7	8	9

推拿顺序

推拿及其定位

1 2 清补脾经： 脾经，位于拇指螺纹面。右手拇指指腹逆时针旋转推动，继则顺时针旋转推动，各2分钟。

3 4 清补肺经： 肺经，位于无名指螺纹面。右手拇指指腹逆时针旋推，继则顺时针旋转推，各2分钟。

5 双清肠： 一手固定孩子手腕，一手拇指与食指相对，同时从孩子食指桡侧缘小指尺侧缘，由指根向指尖方向推进2分钟。

6 推上三关： 操作者一手握孩子手指，另一手食指、中指并拢从腕横纹推至肘横纹3分钟。

7 清天河水： 一手拇指按于内劳宫，另一手拇指或食指、中指，从腕横纹中点推至肘横纹中点。以红赤为度。

8 横擦膈俞： 膈俞，位于背部，第7胸椎旁开1.5寸，左右各一。以小鱼际或掌根垂直快速往返来回直线运动，力度以孩子耐受为度，令局部透热。

9 按揉血海： 血海，位于股前区，髌底内侧端上2寸，股内侧肌隆起处，在股骨内上髁上缘，股内侧肌中间。一手虎口置于髌骨下缘，拇指与其余四指相对拿住血海（内侧）和其对侧按揉1分钟。

水痘 清热解毒

水痘是通过接触和飞沫传染的，整个水痘病程在2~3周以上，为热毒所致。应清热解毒。

1.清天河水： 一手拇指按于内劳宫，另一手拇指或食指、中指，从腕横纹中点推至肘横纹中点2~3分钟。

2.3.推上三关和退六腑： 操作者一手握孩子手指，另一手食指、中指并拢从腕横纹推至肘横纹。操作者一手握其手腕，另一手食指、中指指腹从肘横纹推至腕横纹，操作共3分钟。根据热毒病症轻重，确定推上三关和退六腑的比例应为5:5、6:4、3:7等。

4.清小肠： 小肠，位于小指尺侧缘，从指尖至指根成一直线。一手大鱼际与其余四指相对，从拇指侧握住孩子左手，使小指尺侧及小鱼际充分暴露。另一手食指、中指指腹快速从指根向指尖推进1~2分钟。

5.下推七节骨： 七节骨，第4腰椎至尾骨尖成一直线。以拇指或食指、中指指腹自上往下推1分钟。

6.拿肩井： 肩上大筋即为肩井。拇指和其余四指相对拿住大筋。轻快向上拿起1分钟。

注意事项

整个操作手法宜轻，时间在 20 分钟左右。不要在疹痘局部操作，更不能弄破水泡。早期应隔离小孩直至皮疹完全结痂干燥为止。患病期间可多吃冬瓜、绿豆等清热利湿之品。

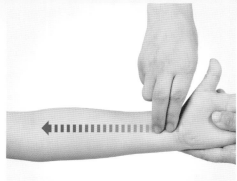

1 从腕横纹中点推至肘横纹中点2~3分钟。

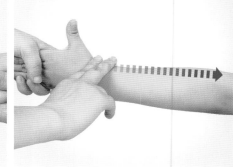

2 从腕横纹推至肘横纹。

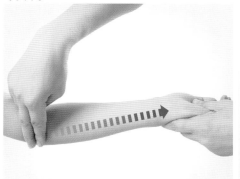

3 从肘横纹推至腕横纹。步骤2、3共3分钟。

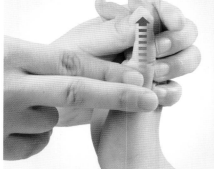

4 从指根推向指尖1~2分钟。

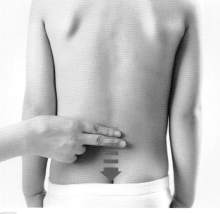

5 自上而下推七节骨1分钟。

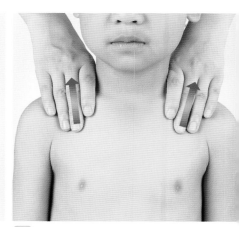

6 轻快拿起肩井1分钟。

荨麻疹 宁心止痒

　　荨麻疹初期、急性期宜祛风解表、清热解毒。后期，或反复发生时，宜养血熄风、宁心止痒。

可配合头面四大手法，见78~79页。

1. 拿肩井： 肩上大筋即为肩井。双手拇指与其余四指相对拿住大筋。轻快拿起1分钟。

2. 清心经： 心经，位于中指螺纹面。左手固定孩子手腕，右手食指、中指、无名指并拢呈凹槽状固定住中指，右手拇指逆时针旋转推动1~3分钟。

3. 清天河水： 一手拇指按于内劳宫，另一手拇指或食指、中指，从腕横纹中点推至肘横纹中点。以红赤为度。

4. 掐揉二扇门： 二扇门，位于手背，中指根两侧凹陷中。两手食指、中指固定孩子手腕，拇指置于中指根两旁凹陷中掐揉，揉3掐1。力度适中，反复操作2分钟。

5. 按揉血海： 血海，位于股前区，髌底内侧端上2寸，股内侧肌隆起处。一手虎口置于髌骨下缘，拇指与其余四指相对拿住血海穴（内侧）和其对侧按揉3分钟。

6. 横擦膈俞： 膈俞，位于背部，第7胸椎旁开1.5寸，左右各一。以小鱼际或掌根垂直快速往返来回直线运动，力度以孩子耐受为度，令局部透热。

注意事项

操作30分钟左右。初期或急期手法偏重，反复发生或后期手法偏轻。

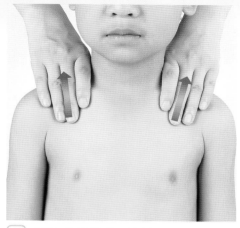

1 轻快拿起肩井1分钟。

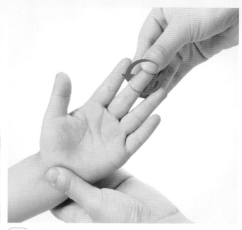

2 逆时针旋推中指1~3分钟。

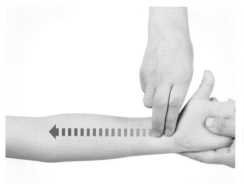

3 从腕横纹中点推至肘横纹中点，至红赤。

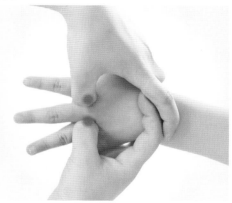

4 揉二扇门3次掐1次，共2分钟。

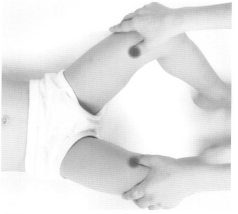

5 按揉血海和其对侧3分钟。

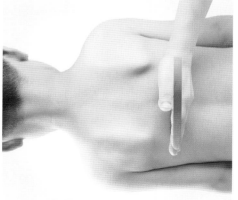

6 来回横擦膈俞至透热。

养心安神保健
畅通血脉

保养心脏有助于安神，其根本在于让心脏安宁、阳气充足，在于让心神和谐并专注，在于让血脉畅通。养心安神法有增加孩子活力，改善孩子睡眠等功效。

1.2.开天门与推坎宫： 先以两手拇指交替从两眉正中推向前发际1分钟，此为开天门。继以两拇指自眉心向两侧眉梢推动20~30次，此为推坎宫。

3.4.5.百会操作： 百会，头顶正中线与两耳尖连线的交点。先以两拇指重叠，揉按百会，多揉3按1，约1分钟。后食指、中指、无名指、小指并拢轻摩1分钟。最后以拇指指腹向后推动约1分钟。

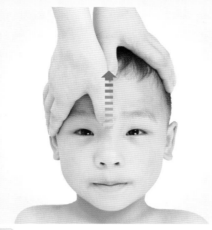

1　两拇指交替推向发际1分钟。

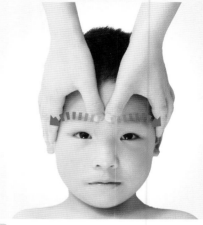

2　两拇指分推20~30次。

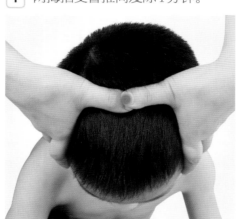

3　按揉百会约1分钟。

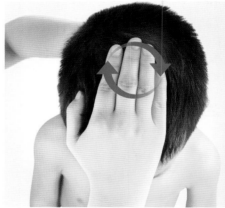

4　轻按摩百会1分钟。

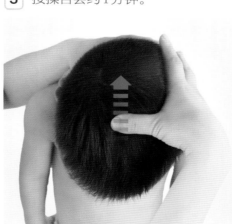

5　向后推动百会1分钟。

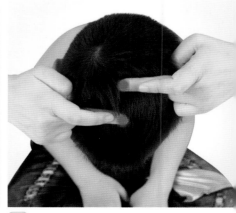

6　揉前后神聪3次按1次。

6.7.揉按四神聪： 四神聪，位于百会穴前后左右各1寸，为4个。两拇指分开分别揉按前后及左右神聪，亦揉3按1。共1分钟。

8.9.10.疏理心包经： 心包经，位于上肢内侧中线。先以一手拇指扣于对侧腋窝正中，于动脉搏动处（此为极泉穴）按压约30秒，放开。继则拇指指腹从上至下沿心包经按揉之，按揉3遍后，以掌根向下推3~5遍；后以并拢的四指从上至下节律性拍打3~5遍。

11.12.交错按胸与蹈胸： 两手交叉置于孩子胸部，嘱孩子深呼吸。吸气时两手上抬，呼气时两手下压。反复操作10~20次。两手交替拍向胸部，拍至局部潮红为度。

注意事项

手法力度不宜太重，操作时间为30分钟左右。早晨或睡前操作为宜。精神、睡眠状况为主要观察指标。推拿期间可配合心理辅导。

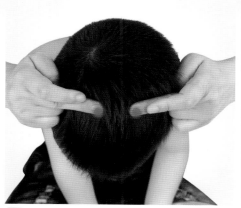

7 揉左右神聪3次按1次。步骤6、7共1分钟。

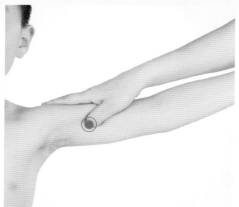

8 按压动脉搏动处约30秒，放开后以拇指指腹从上至下按揉3遍。

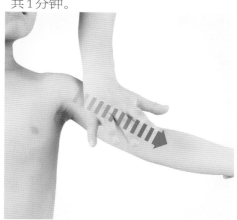

9 掌根向下推3~5遍。

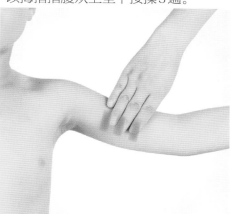

10 四指从上至下拍打3~5遍。

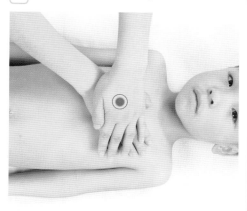

11 两手交叉压向胸部10~20次。

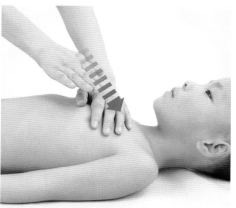

12 两手交替拍胸至局部潮红。

小儿口吃 健脑益智

　　大脑主宰着我们的视、听、嗅、味觉和语言。一旦司令部乱了，语言表达能力及其流畅性也就无从谈起。中医认为"言为心声"，口吃的小孩多因为心理障碍，不自信，才表现出说话重复、不畅、难于开头等。所以，口吃治疗的关键在于健脑益智，以及解除心理障碍。

1.2.清补心经： 心经，位于中指螺纹面。左手固定孩子手腕，右手食指、中指、无名指并拢呈凹槽状固定住中指，右手拇指顺时针旋转推动，继则逆时针旋转推动，各2分钟。

3.振脑门： 脑门即后脑勺。一手扶孩子前额，另一手小鱼际横行于后枕部，以小鱼际轻轻叩击风府穴，叩击10~20秒后，用力稍重击向风府穴，并就势上提头部，并行振颤。操作1~2次即可。

4.点揉哑门： 哑门，位于风府穴下，后发际正中直上0.5寸。中指或拇指屈曲，指端点于哑门，感到酸胀时停留数秒放开，再点。操作半分钟。

5.6.7.8.9.10.黄蜂出洞法： 操作者一手握孩子手腕，另一手拇指甲先掐心经9次，次掐内劳宫9次，捣小天心64次，掐总筋9次；最后分推手阴阳，每分推3~5次，至两旁时就势挤按阳池与阴池各1次，以上为1遍，总共10遍。

11.拿颈夹脊： 一手扶孩子前额，另一手拇指与食指、中指相对，用力拿捏两侧风池穴，先定点拿数下，后从上至下拿捏至大椎平面，反复操作2分钟。

12.掐人中： 人中，位于人中沟上1/3与下2/3交界处。以拇指甲掐人中10次。

可配合健脑益智推拿法，详见192~193页。

注意事项

每天操作1~2次。每次操作30分钟。早发现，早进行推拿干预，需要长期坚持。推拿环境要温馨。平时多鼓励孩子，让他们高声朗读或唱儿歌，或是鼓励其学习另一种语言，以另外一种语言逻辑进行思维和交流。

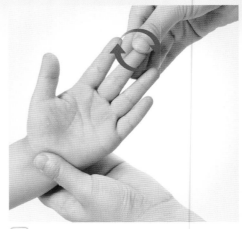

1 顺时针旋推中指2分钟。

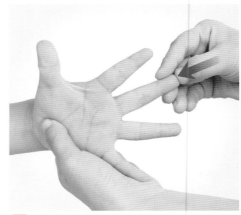

5 掐心经9次。

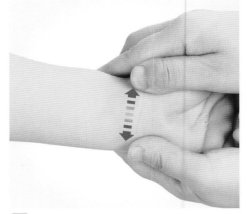

9 分推手阴阳。

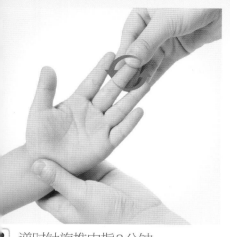

逆时针旋推中指2分钟。

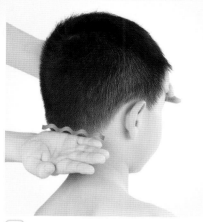

3 叩击10~20秒后振颤。共1~2次。

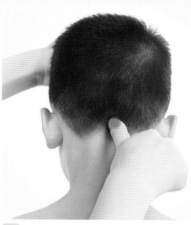

4 点揉哑门半分钟。

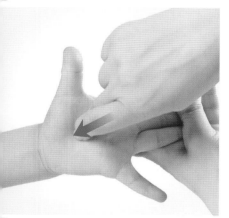

掐内劳宫9次。

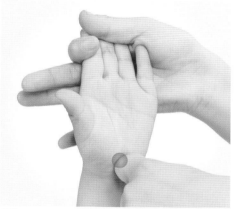

7 捣小天心64次。

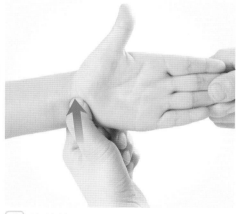

8 掐总筋9次。

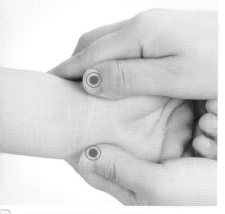

就势挤按阳池与阴池各1次。

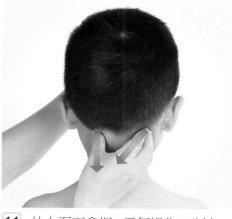

11 从上至下拿捏，反复操作2分钟。

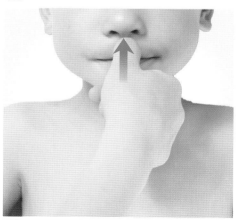

12 掐人中10次。

小儿多动
宁心神

　　孩子好动调皮，不等同于多动症，多动症的孩子表现为：❶ 婴儿期爱哭闹，烦躁，睡眠差；❷ 小动作过多，情绪不稳定；❸ 无法长时间集中注意力；❹ 在精细动作上有障碍，比如拿线穿针眼很困难。多动症可能是心神不宁，或肝旺脾虚，或肝肾阴虚所导致，需要分别或联合进行治疗。

1.心肝同清： 左手固定孩子手腕，右手食指、中指、无名指并拢呈凹槽状固定住中指和食指，右手拇指逆时针旋转推动3分钟。

2.3.调五脏： 操作者一手捏住孩子小天心和一窝风。另一手拇指与食指相对夹持孩子拇指，先捻揉3~5次，至指尖拔伸1次。后依次经食指、中指、无名指至小指。再以拇指指甲从拇指至小指逐一掐3次为1遍。左右手各3~5遍。

4.5.6.黄蜂出洞： 操作者一手握孩子手腕，另一手拇指甲先掐心经9次，次掐内劳宫9次，捣小天心64次，掐总筋9次；最后分推手阴阳，每分推3~5次，至两旁时就势挤按阳池与阴池各1次，以上为1遍，共3遍。（详见132~133页）

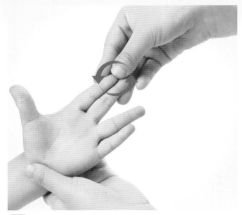

1　逆时针旋推食指、中指3分钟。

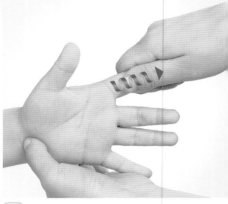

2　每指逐一先从指根向指尖捻揉3次。至指尖牵拔1次。

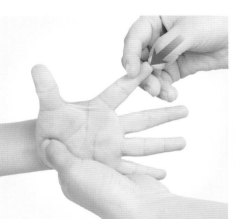

3　每指逐一掐3次。左右手各3~5遍。

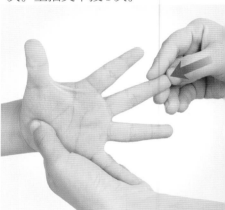

4　掐心经9次。

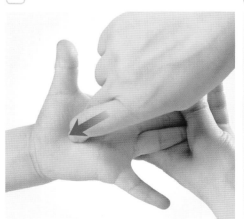

5　掐内劳宫9次。

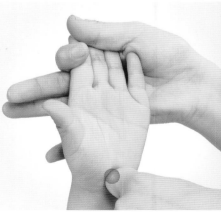

6　捣小天心64次。（其余操作见132~133页）

7.8.9.囟门推拿法(1岁半以上用百会替代): 以一手食指、中指、无名指置于囟门轻轻摩动称摩囟门。继者揉囟门。后以拇指自前向后轻搔为推囟门。

10.轻叩头: 十指呈爪状,快速叩击头部,力度适中,操作2分钟。

11.12.摩涌泉: 涌泉,位于脚底,足前1/3与中1/3交界处的凹陷中。先以拇指点揉之,每揉3点1;后以手掌侧面横擦至发热。共2分钟。

注意事项

整个操作 20 分钟,坚持推拿可改善症状,渐至彻底治愈,但治疗时间较长。学龄前儿童可每天坚持,学龄后宜每周推拿 2~3 次。

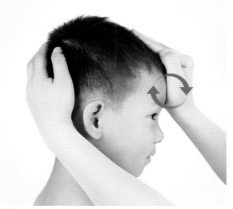

7 轻摩囟门(百会)。

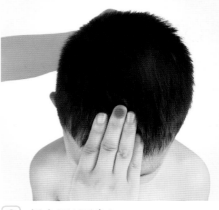

8 揉囟门(百会)。

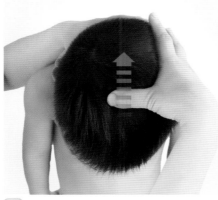

9 向后推动。

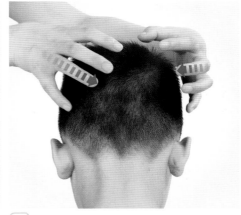

10 轻叩头2分钟。

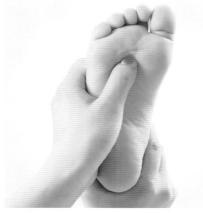

11 揉涌泉3次点1次。

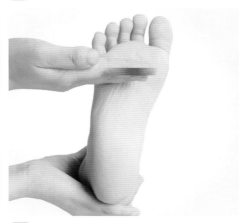

12 来回擦热涌泉。步骤11、12共2分钟。

抽动秽语综合征
镇静健脑

　　治疗上，除了传统认识抽动症由肝所主的思路外，还应考虑通过健脑益智手法使大脑发育得越好，未来孩子抽动症痊愈的可能性就越大。

1. 心肝同清： 左手固定孩子手腕，右手食指、中指、无名指并拢呈凹槽状固定住中指和食指，右手拇指逆时针旋转推动3分钟。

2. 捣小天心： 小天心，位于大小鱼际交接处凹陷，以中指端或屈曲的食指指间关节髁捣小天心1分钟。

3. 掐揉五指节： 五指节，位于掌背五手指中节横纹处。以拇指甲逐一掐揉之，可揉3掐1为1遍，共操作5遍。

4. 点缺盆： 缺盆，位于两锁骨上窝凹陷处。用食指或拇指向内下方点按2分钟。

5. 双点门： 囟门，位于前发际正中上2寸；脑门即风府，位于后发际正中直上1寸。右手拇指点按风府，左手食指、中指、无名指轻弹囟门，双手同时操作1~3分钟。

6. 揉风府： 风府，位于后发际直上1寸，枕外隆凸直下。以中指或拇指屈曲，指端对准风府按揉2分钟。

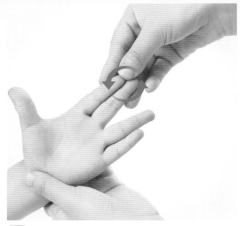

1 逆时针旋推食、中指3分钟。

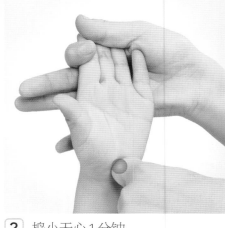

2 捣小天心1分钟。

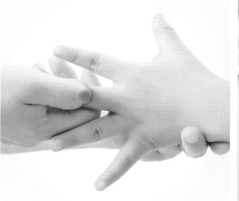

3 从拇指至小指逐一揉3掐1为1遍，共5遍。

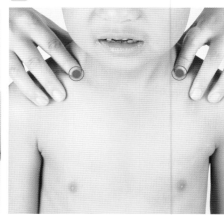

4 点按缺盆2分钟。

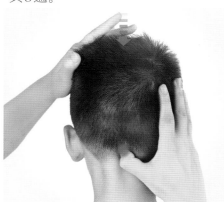

5 两手同时揉风府、轻弹囟门1~3分钟。

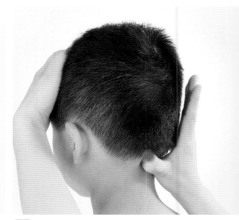

6 按揉风府2分钟。

7.8.点揉肝俞： 肝俞，位于背部，第9胸椎旁开1.5寸，左右各一。先以两拇指点揉1分钟；后以小鱼际或掌根垂直置于两侧肝俞连线上，快速往返来回直线运动，力度以孩子耐受为度，令局部透热。

9.按揉血海： 血海，位于股前区，髌底内侧端上2寸，股内侧肌隆起处，在股骨内上髁上缘，股内侧肌中间。一手虎口置于髌骨下缘，拇指与其余四指相对拿住血海（内侧）和其对侧按揉1分钟。

10.揉足三里： 足三里，位于外膝眼下3寸，胫骨旁开1横指处。用双拇指同时揉双侧足三里3分钟。

11.12.捏脊并拿肩井： 以两手拇指置于脊柱两侧，从下向上推进，边推边以食指、中指捏拿起脊旁皮肤；每操作3遍至大椎时，就势以拇指置于肺俞，与其余四指相对拿起肩部肌肉。共约1分钟。

注意事项

整个操作20分钟。针对抽动部位，局部运用镇静手法。多用振揉法，手法偏重一些。疗程很长，以月或年计算。抽动明显时可天天推拿。缓解时可每周推拿2~3次。

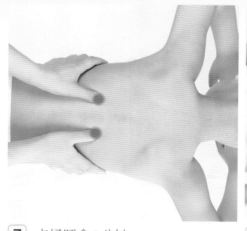

7 点揉肝俞1分钟。

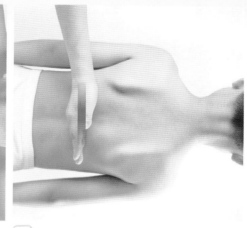

8 来回横擦肝俞至透热。

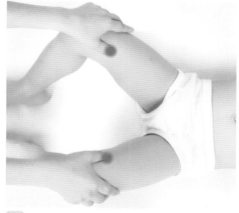

9 按揉血海及其对侧1分钟。

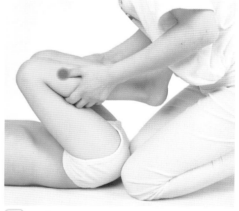

10 两拇指同时点揉两侧足三里3分钟。

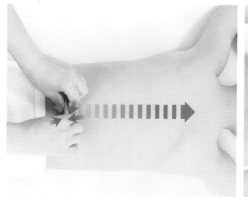

11 从下向上捏脊。

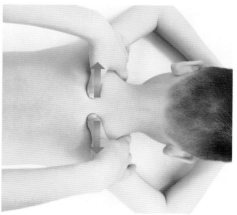

12 捏脊3遍后捏至大椎后拿肩井。步骤11、12共1分钟。

健脑益智
促进大脑发育

孩子出生后大脑发育最快的时期是前4个月,3岁以内发育也很快。这时,我们通过手法对颅内的大脑组织给予一些刺激,就能增强大脑细胞对外界的感知能力。坚持给予大脑这样的良性刺激,可以让正常的孩子智力得到提升。

1.2.3.4.头面四大手法： 开天门,以两拇指在天门穴自下而上交替直推24次。推坎宫,两拇指自眉心向两侧眉梢推动,力度以皮肤发红为度,64次。揉太阳,以两拇指或中指指腹按揉,揉3按1,1~3分钟。揉耳背高骨,以两中指分别置于两耳背高骨穴,揉3掐1,操作50次。

5.6.囟门推拿法(1岁半以上用百会替代)： 囟门是由顶骨和颞骨所围成的一个棱形凹陷。以一手食指、中指、无名指置于囟门轻轻摩动称摩囟门。继者揉之为揉囟门,共2分钟。

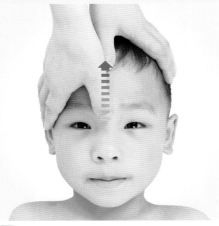

1　两拇指交替推向发际24次。

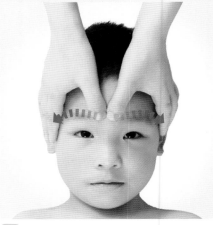

2　两拇指分推64次。

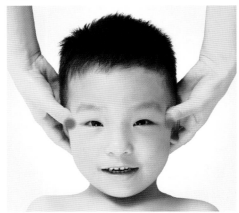

3　揉太阳1~3分钟。

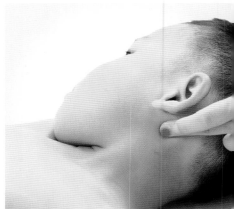

4　揉耳背高骨50次。

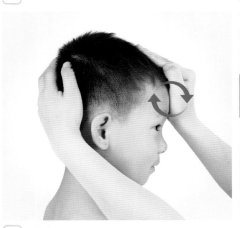

5　摩囟门。

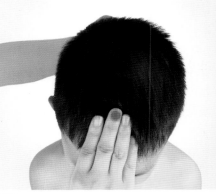

6　揉囟门。步骤5、6共2分钟。

7.调五脏： 操作者一手捏住孩子小天心和一窝风。另一手拇指与食指相对夹持孩子拇指，先捻揉3~5次，至指尖拔伸1次。后依次经食指、中指、无名指至小指。再以拇指指甲从拇指至小指逐一掐3次为1遍。左右手各3~5遍。（详见46页）

可配合黄蜂出洞，详见133页。

8.9.鸣天鼓与双风灌耳： 天鼓即耳窍，鸣天鼓即以一掌从耳后向前，将耳郭折叠并按压密闭，另一手食指、中指、无名指节律性击打按压之手掌。双风灌耳，以两手掌心正对耳窍，同时快速向中部挤压并密闭耳窍，然后突然放开，反复操作。各1分钟。

10.擦腰骶： 以掌根垂直于腰骶部，横向快速往返直线运动，力度以宝宝耐受为度，令局部透热。

11.擦脊柱： 快速往返擦脊柱，红热为度。

12.揉足三里： 足三里，位于外膝眼下3寸，胫骨旁开1横指处。以拇指点揉3分钟。

注意事项

力度宜轻，操作时可配合语言交流。平时规范喂养方式，营养均衡摄入，健康饮食。如果是早产儿、低体重儿宜早干预；脑瘫孩子可力度稍重，长期操作，或配合其他疗法。

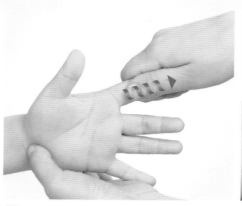

7 每指逐一先从指根向指尖捻揉3~5次。（其余操作见46页）

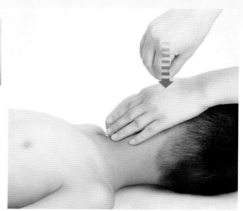

8 节律性击打耳郭1分钟。

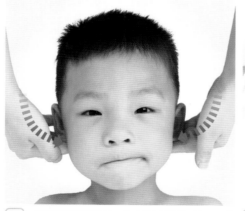

9 挤压耳窍后放开，反复操作约10次。

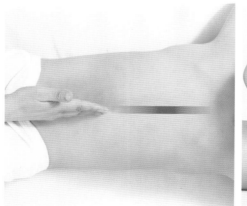

10 来回横擦腰骶至发热。

11 快速往返擦脊柱，红热为度。

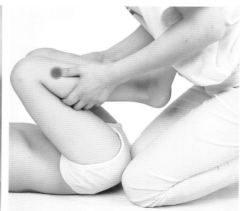

12 两拇指同时点揉两侧足三里3分钟。

腿抽筋 补益肝血

中医认为引发抽筋的本质是肝血不足，肌肉又受到外伤、疲劳所致。要解决抽筋，治本需补益肝血；治标需祛除外因，还肌肉一个良好环境。

1.补肝经： 肝经，位于食指螺纹面。左手固定孩子手腕，右手食指、中指、无名指并拢呈凹槽状固定住食指，右手拇指顺时针旋转推动3~5分钟。

2.按揉血海： 血海，位于股前区，髌底内侧端上2寸，股内侧肌隆起处，在股骨内上髁上缘，股内侧肌中间。一手虎口置于髌骨下缘，拇指与其余四指相对拿住血海（内侧）和其对侧，按揉约2分钟。

3.横擦肝俞： 肝俞，位于背部，第9胸椎棘突下旁开1.5寸，左右各一。以小鱼际或掌根垂直置于两侧肝俞连线上，快速来回横擦2分钟。

4.捣小天心： 小天心，位于大小鱼际交接处凹陷，以中指端或屈曲的食指指间关节髁捣小天心1分钟。

5.拿承山： 承山，位于腓肠肌肌腹下，当人字纹下凹陷中。以拇指置于承山，其余四指靠其旁，相对用力拿2分钟。

6.揉承筋： 承筋，位于小腿后面，当委中与承山的连线上，腓肠肌肌腹中央，委中下5寸。以拇指点揉该穴，多揉3按1，约2分钟。

注意事项

可以先查查是不是缺钙，缺就补钙。含钙高的食物主要有牛奶、海带、紫菜和豆制品等。

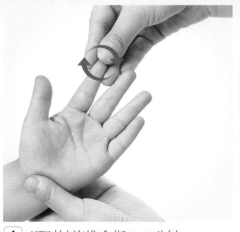

1 顺时针旋推食指3~5分钟。

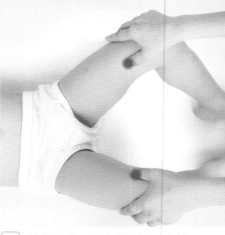

2 按揉血海及其对侧约2分钟。

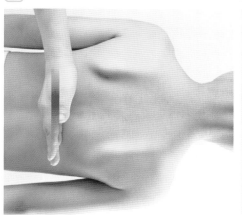

3 来回横擦肝俞2分钟。

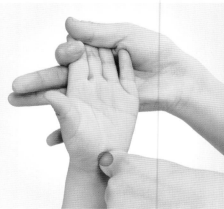

4 捣小天心1分钟。

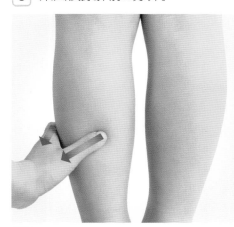

5 拿捏承山2分钟。

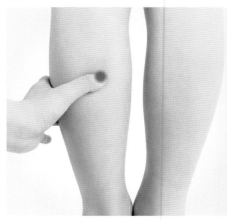

6 点揉承筋约2分钟。

佝偻病 矫正骨骼

　　长期营养吸收不够，生长发育迟缓，容易导致胸骨向前突出的"鸡胸"，后背弓起的骨骼发育畸形，即"佝偻病"。

1.2.调五脏： 操作者一手捏住孩子小天心和一窝风。另一手拇指与食指相对夹持孩子拇指，先捻揉3~5次，至指尖拔伸1次。后依次经食指、中指、无名指至小指。再以拇指指甲从拇指至小指逐一掐3次为1遍。左右手可同时操作，各3~5遍。

3.捏脊： 操作部位从龟尾至大椎；以两手拇指置于脊柱两侧，从下向上推进，边推边以食指、中指捏拿起脊旁皮肤；操作3~6遍，最后1遍操作时，捏3提1，提1时，力度深重。

4.揉足三里： 以拇指点揉，多揉3按1，共1分钟。

5.O型腿正畸法： 一手置于膝外侧，向内推顶，一手置于内踝，向外推按。两手同时协调用力，节律性操作2~3分钟。后内侧手从下向上，外侧手从上向下，同时推小腿，操作1~2分钟。换另一腿同法操作。

6.X型腿正畸法： 一手置于膝内侧，向外推顶，一手置于外踝，向内推按。两手同时协调用力，节律性操作2~3分钟。后内侧手从上到下，外侧手从下向上，同时推小腿，操作1~2分钟。换另一腿同法操作。

注意事项

手法要轻揉，早晚各1次。

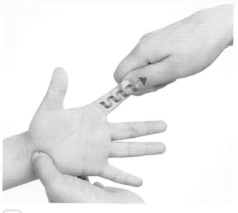

1 每指逐一先从指根向指尖捻揉3~5次，至指尖牵拔1次。

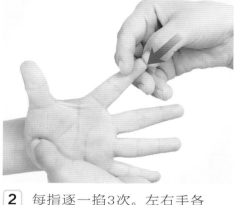

2 每指逐一掐3次。左右手各3~5遍。

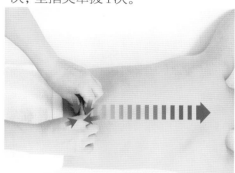

3 从下向上捏脊3~6遍。

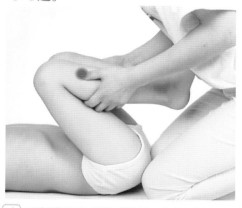

4 两拇指同时揉两侧足三里1分钟。

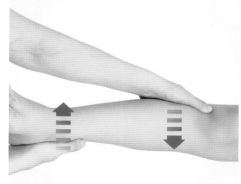

5 O型腿正畸法1~2分钟。换另一条腿操作。

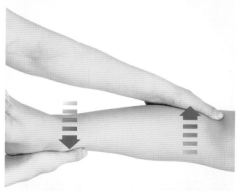

6 X型腿正畸法2~3分钟。换另一腿操作。

附录 1：
宝宝常用穴位图

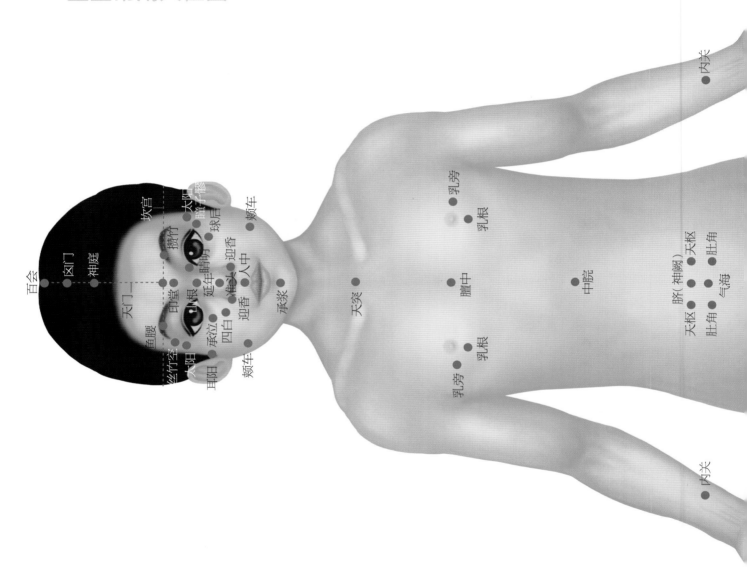

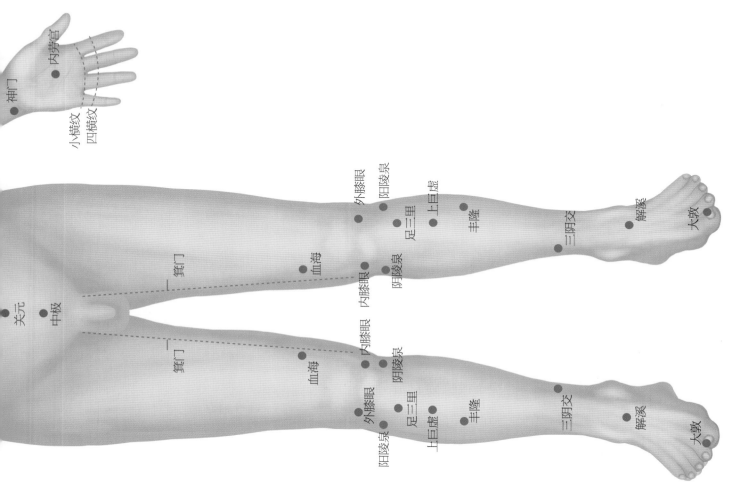

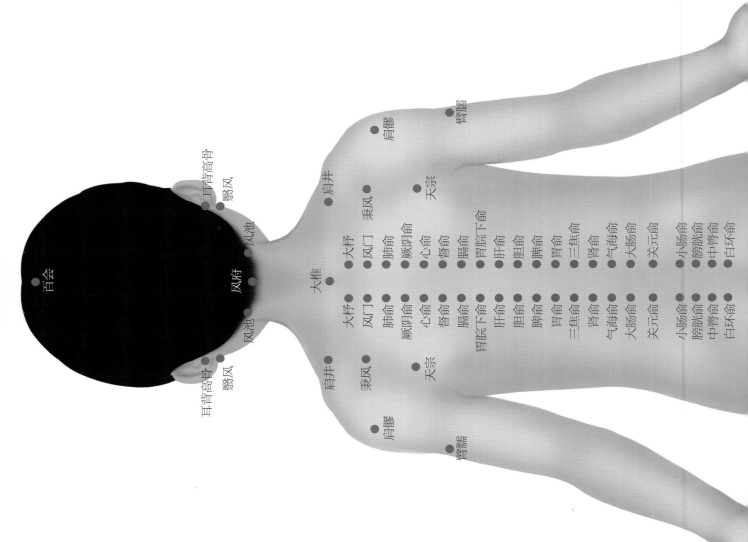

百会

耳背高骨
翳风
风池
风府
风池
翳风
耳背高骨

肩髃
臂臑
肩井
秉风
天宗
肩井
秉风
天宗
臂臑
肩髃

大椎

大杼
风门
肺俞
厥阴俞
心俞
督俞
膈俞
胃脘下俞
肝俞
胆俞
脾俞
胃俞
三焦俞
肾俞
气海俞
大肠俞
关元俞
小肠俞
膀胱俞
中膂俞
白环俞

大杼
风门
肺俞
厥阴俞
心俞
督俞
膈俞
胃脘下俞
肝俞
胆俞
脾俞
胃俞
三焦俞
肾俞
气海俞
大肠俞
关元俞
小肠俞
膀胱俞
中膂俞
白环俞

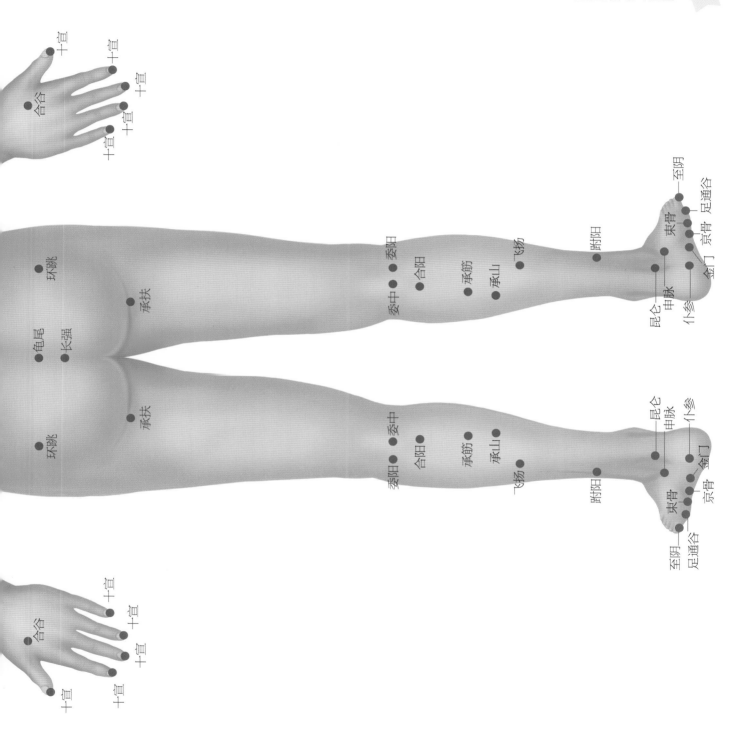

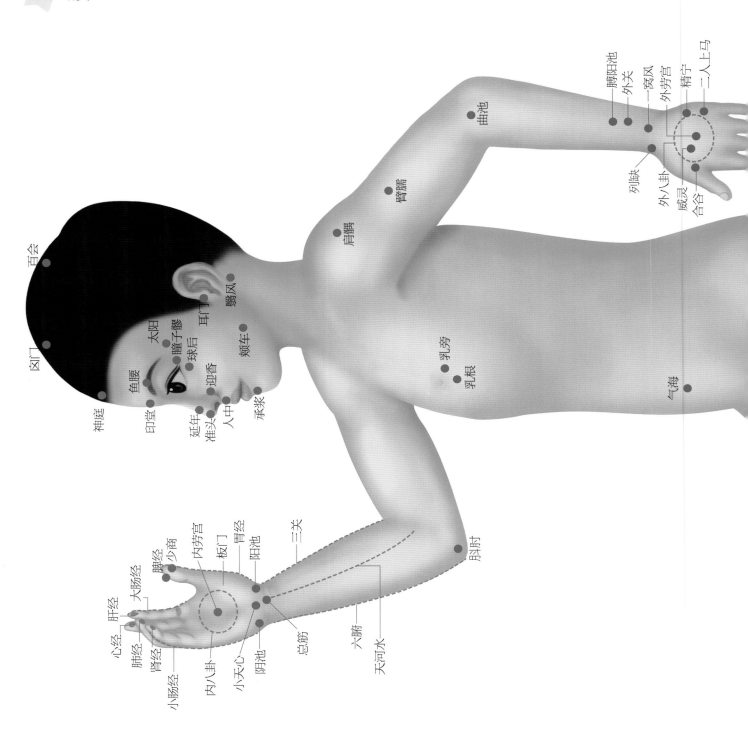

囟门

百会

神庭

印堂

鱼腰

太阳

瞳子髎

球后

延年

准头

迎香

人中

承浆

颊车

耳门

翳风

肩髃

臑臑

曲池

乳旁

乳根

气海

脾阳池

外关

一窝风

外劳宫

精宁

二人上马

列缺

外八卦

威灵

合合

肘肘

三关

天河水

六腑

阳池

胃经

板门

内劳宫

脾经

少商

大肠经

肝经

心经

肺经

肾经

小肠经

内八卦

小天心

阴池

总筋

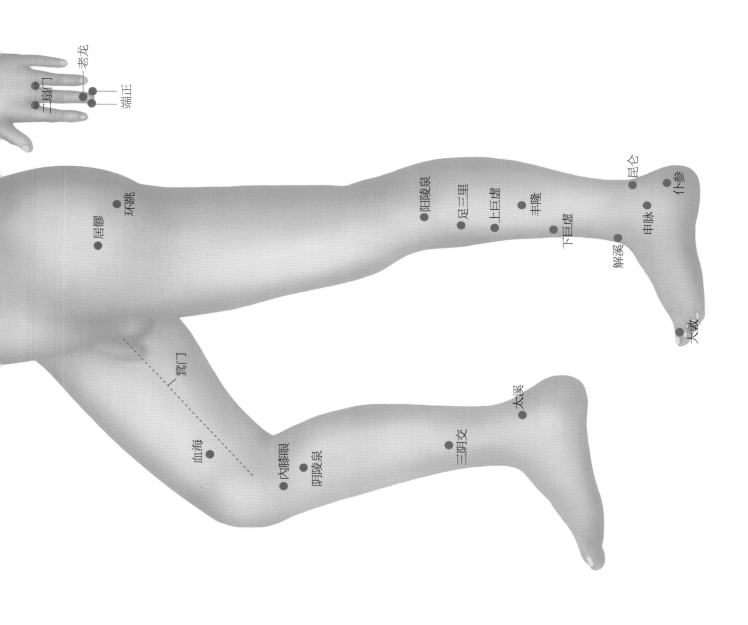

老龙

二扇门

端正

居髎

环跳

阳陵泉

足三里

上巨虚

丰隆

下巨虚

昆仑

仆参

申脉

解溪

大敦

箕门

血海

内膝眼

阴陵泉

三阴交

太溪

表 1:6 岁以下男童、女童身高(长)标准值(cm)

年龄	月龄	男童			女童		
		最低值	中位数	最高值	最低值	中位数	最高值
出生	0	45.2	50.4	55.8	44.7	49.7	55.0
	1	48.7	54.8	61.2	47.9	53.7	59.9
	2	52.2	58.7	65.7	51.1	57.4	64.1
	3	55.3	62.0	69.0	54.2	60.6	67.5
	4	57.9	64.6	71.7	56.7	63.1	70.0
	5	59.9	66.7	73.9	58.6	65.2	72.1
	6	61.4	68.4	75.8	60.1	66.8	74.0
	7	62.7	69.8	77.4	61.3	68.2	75.6
	8	63.9	71.2	78.9	62.5	69.6	77.3
	9	65.2	72.6	80.5	63.7	71.0	78.9
	10	66.4	74.0	82.1	64.9	72.4	80.5
	11	67.5	75.3	83.6	66.1	73.7	82.0
1岁	12	68.6	76.5	85.0	67.2	75.0	83.4
	15	71.2	79.8	88.9	70.2	78.5	87.4
	18	73.6	82.7	92.4	72.8	81.5	91.0
	21	76.0	85.6	95.9	75.1	84.4	94.5
2岁	24	78.3	88.5	99.5	77.3	87.2	98.0
	27	80.5	91.1	102.5	79.3	89.8	101.2
	30	82.4	93.3	105.0	81.4	92.1	103.8
	33	84.4	95.4	107.2	83.4	94.3	106.1
3岁	36	86.3	97.5	109.4	85.4	96.3	108.1
	39	87.5	98.8	110.7	86.6	97.5	109.4
	42	89.3	100.6	112.7	88.4	99.4	111.3
	45	90.9	102.4	114.6	90.1	101.2	113.3
4岁	48	92.5	104.1	116.5	91.7	103.1	115.3
	51	94.0	105.9	118.5	93.2	104.9	117.4
	54	95.6	107.7	120.6	94.8	106.7	119.5
	57	97.1	109.5	122.6	96.4	108.5	121.6
5岁	60	98.7	111.3	124.7	97.8	110.2	123.4
	63	100.2	113.0	126.7	99.3	111.9	125.3
	66	101.6	114.7	128.6	100.7	113.5	127.2
	69	103.0	116.3	130.4	102.0	115.2	129.1

注:表中 3 岁前为身长,3 岁及 3 岁后为身高。

附录 2:中国 6 岁以下儿童生长发育参照标准

表2：6岁以下男童、女童体重标准值（kg）

年龄	月龄	男童			女童		
		最低值	中位数	最高值	最低值	中位数	最高值
出生	0	2.26	3.32	4.66	2.26	3.21	4.65
	1	3.09	4.51	6.33	2.98	4.20	6.05
	2	3.94	5.68	7.97	3.72	5.21	7.46
	3	4.69	6.70	9.37	4.40	6.13	8.71
	4	5.25	7.45	10.39	4.93	6.83	9.66
	5	5.66	8.00	11.15	5.33	7.36	10.38
	6	5.97	8.41	11.72	5.64	7.77	10.93
	7	6.24	8.76	12.20	5.90	8.11	11.40
	8	6.46	9.05	12.60	6.13	8.41	11.80
	9	6.67	9.33	12.99	6.34	8.69	12.18
	10	6.86	9.58	13.34	6.53	8.94	12.52
	11	7.04	9.83	13.68	6.71	9.18	12.85
1岁	12	7.21	10.05	14.00	6.87	9.40	13.15
	15	7.68	10.68	14.88	7.34	10.02	14.02
	18	8.13	11.29	15.75	7.79	10.65	14.90
	21	8.61	11.93	16.66	8.26	11.30	15.85
2岁	24	9.06	12.54	17.54	8.70	11.92	16.77
	27	9.47	13.11	18.36	9.10	12.50	17.63
	30	9.86	13.64	19.13	9.48	13.05	18.47
	33	10.24	14.15	19.89	9.86	13.59	19.29
3岁	36	10.61	14.65	20.64	10.23	14.13	20.10
	39	10.97	15.15	21.39	10.60	14.65	20.90
	42	11.31	15.63	22.13	10.95	15.16	21.69
	45	11.66	16.13	22.91	11.29	15.67	22.49
4岁	48	12.01	16.64	23.73	11.62	16.17	23.30
	51	12.37	17.18	24.63	11.96	16.69	24.14
	54	12.74	17.75	25.61	12.30	17.22	25.04
	57	13.12	18.35	26.68	12.62	17.75	25.96
5岁	60	13.50	18.98	27.85	12.93	18.26	26.87
	63	13.86	19.60	29.04	13.23	18.78	27.84
	66	14.18	20.18	30.22	13.54	19.33	28.89
	69	14.48	20.75	31.43	13.84	19.88	29.95

图书在版编目（CIP）数据

睡前捏一捏 宝宝不生病 / 廖品东 , 熊茜主编 . —南京：江苏凤凰科学技术出版社，2015.09（2024.06重印）
（汉竹·亲亲乐读系列）

ISBN 978-7-5537-5033-0

Ⅰ.①睡… Ⅱ.①廖… ②熊… Ⅲ.①小儿疾病－推拿 Ⅳ.① R244.1

中国版本图书馆 CIP 数据核字（2015）第 155446 号

睡前捏一捏 宝宝不生病

主　　　编	廖品东　熊　茜
编　　著	汉竹
责任编辑	刘玉锋
特邀编辑	陈　岑
责任校对	仲　敏
责任监制	刘文洋

出版发行	江苏凤凰科学技术出版社
出版社地址	南京市湖南路1号 A 楼，邮编：210009
出版社网址	http://www.pspress.cn
印　　刷	合肥精艺印刷有限公司

开　　本	715 mm × 868 mm　1/12
印　　张	17
字　　数	300 000
版　　次	2015年9月第1版
印　　次	2024年6月第31次印刷

标准书号	ISBN 978-7-5537-5033-0
定　　价	39.80元（书内附赠二维码视频）

图书如有印装质量问题，可向我社印务部调换。